Sicherheit und Gesundheitsschutz auf Baustellen

in Deutschland und Österreich

Fritz Berner (Hrsg.)

Sicherheit und Gesundheitsschutz auf Baustellen

in Deutschland und Österreich

Praxishandbuch neue Baustellenverordnung
Beispiele, Checklisten und Vertragsmuster

Mit Beiträgen von
Prof. Dr.-Ing. Fritz Berner
Dr. Tilman Hahn
Dipl.-Ing. Claude Jeutter
RA Prof. Dr. Jürgen Knacke
Dr.-Ing. Wolfgang Paul
Dipl.-Ing. Rainer Pfeiffer
RA Dr. Peter Schütz
Prof. Dipl.-Ing. Hans-Joachim Suppelt

Mit CD-ROM

Bauwerk

Die Deutsche Bibliothek - CIP-Einheitsaufnahme

Sicherheit und Gesundheitsschutz auf Baustellen in Deutschland und Österreich:
Die Umsetzung der Baustellenverordnung und des Bauarbeitenkoordinationsgesetzes
hrsg. von Fritz Berner
Mit Beiträgen von Fritz Berner... - 1. Aufl. -
Berlin: Bauwerk, 2000

ISBN 3-934369-29-4

Umschlaggestaltung:
moniteurs, Berlin
Druck und Bindung:
Koninklijke Wöhrmann b.V.

ISBN 3-934369-29-4

Vorwort

Im Juli 1998 trat in Deutschland die Baustellenverordnung als eine dem Arbeitsschutzgesetz nachrangige Verordnung in Kraft. Ein Jahr später im Juli 1999 trat in Österreich das Bauarbeitenkoordinationsgesetz in Kraft. Damit wurde eine der letzten bedeutsamen Veränderungen innerhalb der deutschen Rechtsvorschriften auf dem Gebiet von Sicherheit und Gesundheitsschutz auf Baustellen vollzogen. Das Buch gibt einen umfassenden aktuellen Überblick über die im letzten Jahrzehnt zur Geltung gekommenen Vorschriften, die zum größten Teil auf Umsetzungen europäischer Richtlinien zurückzuführen sind. Aus Baustellenverordnung, Arbeitsschutzgesetz und Bauarbeitenkoordinationsgesetz ergeben sich zum Teil völlig neue Aspekte und Aufgabenstellungen für die am Bau Beteiligten. Durch die Baustellenverordnung bzw. dem Bauarbeitenkoordinationsgesetz werden erstmalig dem Bauherrn verschiedene Verpflichtungen auferlegt, wie z. B. die Vorankündigung größerer Baustellen, die Erstellung von Sicherheits- und Gesundheitsschutzplänen und die Bestellung von Koordinatoren.

Nach einer allgemeinen Einführung werden die neuen Regelwerke näher erläutert um Sinn und Zweck zu erkennen. Durch erste Erfahrungsberichte wird die Baustellenverordnung in der praktischen Umsetzung mit ihren Auswirkungen gezeigt. Dem Hauptanliegen dieses Buches, der praxisgerechten Anwendung dieser neuen Vorschriftenwerke wird somit Rechnung getragen. Durch den neu am Bau beteiligten Koordinator werden Verantwortung und Haftung bei zukünftigen Verstößen bedeutsam sein. Erste Erkenntnisse werden beleuchtet. Ebenfalls wird der noch weitgehend unbekannte Bereich der Arbeits- und Umweltmedizin auf Baustellen erhellt.

Für die Zusammenstellung der Autorenbeiträge und die Mitarbeit bedanke ich mich bei meinem Mitarbeiter Herrn Dr. Paul und Herrn Kober, wissenschaftliche Hilfskraft am Institut für Baubetriebslehre.

Für die jeweiligen Themen treten Autoren auf, die anerkannte Sachverständige in ihren Spezialgebieten sind und über umfangreiche Kenntnisse und Erfahrungen in Theorie und Praxis des Baubetriebs verfügen.

Prof. Dr.-Ing. Fritz Berner

Inhaltsverzeichnis

Inhalte der beigefügten CD-ROM:

- Unfallverhütungsvorschriften, Gesetze und Verordnungen
- Richtlinien, Sicherheitsregeln, Grundsätze und Merkblätter
- Bausteine
- Informationen und Arbeitshilfen für Planung, Ausschreibung und Baumassnahmen
- SIGEPLAN und Unterlage
- Ausschreibungstexte

1 Sicherheit und Gesundheitsschutz nach Baustellenverordnung

Prof. Dr.-Ing. Fritz Berner

1.1 Einleitung

Das Zusammenwachsen der Europäischen Union zeigt sich unter anderem an der Einführung der Baustellenverordnung im Juli 1998. 1992 wurde eine EU-Baustellenrichtlinie erlassen. Diese stellt eine zwingende Vorgabe für alle EU-Staaten dar. In dieser EU-Baustellenrichtlinie sind Mindestvorschriften für die Sicherheit und den Gesundheitsschutz vorgegeben, die vor dem Erlass der Baustellenverordnung in deutschen Verordnungen nur zum Teil inhaltlich berücksichtigt wurden. Aus diesem Grund war es 1998 in Deutschland an der Zeit nun die Baustellenverordnung zu erlassen. In Österreich wurde im Januar 1999 hierzu das Bauarbeitenkoordinationsgesetz verabschiedet.

Hiermit sind nun eine Verordnung in Deutschland und ein Gesetz in Österreich geschaffen worden, um alle Bereiche und Phasen im Baugeschehen bezüglich Sicherheit und Gesundheitsschutz einheitlich zu verfolgen. Neu ist, dass der Bauherr als Initiator nun auch für einen geordneten Baubetrieb beim Einsatz mehrerer Unternehmen verantwortlich zeichnet. Natürlich kann und wird der Bauherr neben allen anderen Planungs- und Ausführungsaufgaben auch diese Aufgabe weiterdelegieren. Wie sich dieses Aufgabenfeld jedoch mittelfristig zuordnen wird, ist derzeit noch nicht absehbar. Vermutlich wird bei der gewerkeweisen Bauausführung mit Einzelunternehmern der Planer sinnvollerweise mit dieser Aufgabe mit beauftragt werden. Anders kann es sein, wenn der Bauherr Generalunternehmer oder Generalübernehmer einschaltet. Hier wird man dem Planer für seine Planungsphase die zugehörigen Aufgaben aus der Baustellenverordnung mit übertragen. Alle nachfolgenden Schritte wird dann der Generalunter- oder Generalübernehmer übertragen bekommen. Wer jedoch innerhalb der Generalunternehmerausführung die erforderlichen Arbeiten ausführen wird, bleibt der zukünftigen Entwicklung vorbehalten. Entsprechendes gilt in Österreich für das Bauarbeitenkoordinationsgesetz.

Als Koordinatoren kommen alle in der Planungs- und Ausführungsphase eingebundenen Fachkräfte als auch externe Sachverständigenbüros in Frage. Dass die neu geschaffene Baustellenverordnung Sinn macht, wird im folgenden Kapitel belegt.

1.2 Arbeitsunfälle auf deutschen Baustellen

Ein Vergleich mit anderen Wirtschaftszweigen zeigt, dass Baustellen im Hinblick auf Häufigkeit und Schwere der Arbeitsunfälle mit zu den gefährlichsten Arbeitsbereichen gehören. Gründe hierfür sind die schwere Arbeit unter freiem Himmel, aber auch der ständig wachsende Termindruck und der starke Wettbewerb. Arbeiten können nicht mehr nacheinander ausgeführt werden, sondern sind parallel zu erbringen, so dass eine große Anzahl verschiedener Arbeitgeber auf der Baustelle sind. Arbeitgeber sind nach der Baustellenverordnung Unternehmen mit Beschäftigten. Hierzu gehören auch die Nach- und Fremdarbeitsunternehmen. Der im Baumarkt vorhandene harte Preiskampf führt zum Teil zu Einsparungen bei der Arbeitssicherheit. Durch den zunehmenden Einsatz fachlich schlecht ausgebildeter Arbeitnehmer, meistens verbunden mit Sprachproblemen, ergibt sich ein weiteres Gefährdungspotential.

Im Vergleich in der Europäischen Union wird Deutschland als Land mit den zweithöchsten Unfallzahlen geführt. Dies überrascht, da in Deutschland allgemein von einem hohen Sicherheitsdenken ausgegangen wird. In Europa werden die Unfallzahlen jedoch sehr unterschiedlich ermittelt, so dass sich eigentlich allein hieraus ein Vergleich verbietet. Generell gilt jedoch, dass jeder vermeidbare Unfall einer zu viel ist. Im Weiteren werden nur die Unfälle auf deutschen Baustellen betrachtet.

	Arbeitsunfälle		**Arbeitsunfälle pro 1000 Vollarbeiter**		**Vollarbeiter**	
Jahr	**Wirtschafts-zweig Bau**	**restliche gewerbliche BGen**	**Wirtschafts-zweig Bau**	**restliche gewerbliche BGen**	**Wirtschafts-zweig Bau**	**alle anderen Gewerbe**
1991	315.153	1.272.024	113,10	46,85	2.786.499	27.148.940
1992	361.703	1.261.029	123,97	46,62	2.917.666	27.049.684
1993	374.654	1.136.091	120,89	42,73	3.099.131	26.587.350
1994	390.744	1.098.616	119,69	41,54	3.264.634	26.445.320
1995	364.773	1.050.608	109,71	38,92	3.324.884	26.996.046
1996	321.958	944.500	99,35	33,69	3.240.644	28.037.647
1997	312.975	908.555	101,10	32,71	3.095.697	27.774.407
1998	286.605	912.003	96,89	33,19	2.958.045	27.478.928

Tabelle 1: Arbeitsunfallzahlen im Wirtschaftszweig Bau und in den anderen Wirtschaftszweigen (Quelle: Hauptverband der gewerblichen Berufsgenossenschaften)

Tabelle 1 zeigt die Arbeitsunfallzahlen für den Wirtschaftszweig Bau im Vergleich zu den gewerblichen Wirtschaftszweigen insgesamt. In Bild 1.1 werden die Arbeitsunfallquoten seit 1991 für den Wirtschaftszweig Bau und alle gewerblichen Berufsgenossenschaften (BG) grafisch dargestellt (siehe hierzu auch Kapitel 2.3.3). Hierin zeigt sich, dass im Wirtschaftszweig Bau die Arbeitsunfallquote mehr als doppelt so hoch liegt als in der gewerblichen Wirtschaft insgesamt. Weiterhin ist festzustellen, dass die Arbeitsunfallquoten seit Jahren rückläufig sind. Auswirkungen der EU-Baustellenrichtlinie können vermutet werden, sind jedoch nicht zu beweisen.

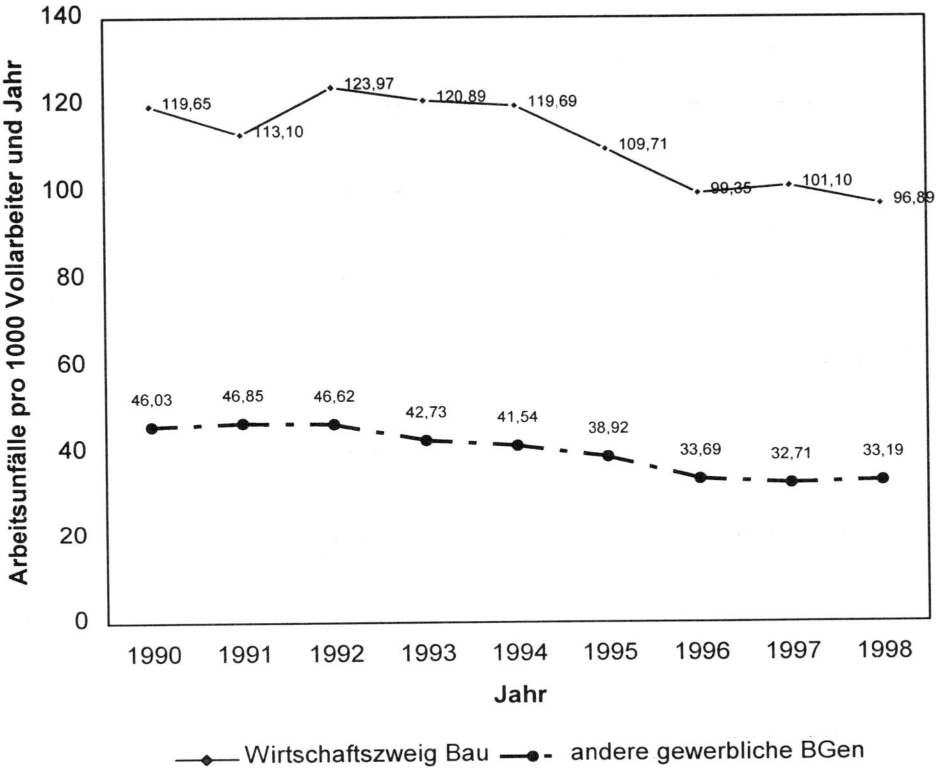

Bild 1.1 Vergleich der Arbeitsunfallquoten des Wirtschaftszweiges Bau mit den Quoten der anderen gewerblichen Berufsgenossenschaften (ohne Bau)

1.3 Übersicht Baustellenverordnung und Bauarbeitenkoordinationsgesetz

In Deutschland trat im Juli 1998 die Baustellenverordnung in Kraft. In Österreich trat 12 Monate später, im Juli 1999 das Bauarbeitenkoordinationsgesetz (BauKG) in Kraft. Die Baustellenverordnung bzw. die BauKG wurden zur Verbesserung der Sicherheit und des Gesundheitsschutzes auf Baustellen erlassen.

Durch bereits geltendes Recht (siehe Kapitel 2) fiel die Umsetzung der europäischen Baustellenrichtlinie in der neuen Baustellenverordnung mit insgesamt acht Paragrafen sehr knapp aus. Deshalb muss die Baustellenverordnung zusammen mit dem Arbeitsschutzrecht gesehen werden.

Ziel der Baustellenverordnung ist, schon in der Planungsphase durch frühzeitige Betrachtungen mögliche Ursachen für Unfälle zu erkennen und damit die Sicherheit und den Gesundheitsschutz auf Baustellen zu verbessern. In § 4 der Baustellenverordnung wird der Bauherr als Veranlasser einer Baumaßnahme verpflichtet, die in der Baustellenverordnung genannten Maßnahmen zu treffen. Er darf jedoch einen Dritten beauftragen, diese Maßnahmen in eigener Verantwortung zu treffen. Der Bauherr selbst ist folglich verpflichtet, die Umsetzung einzuleiten, analog der Situation in der Planung. Die Maßnahmen selbst trifft ein beauftragter Dritter. Die Fragen der Verantwortung und Haftung werden in Kapitel 5 behandelt.

Weiter sieht die Baustellenverordnung vor, dass der Bauherr oder der von ihm beauftragte Dritte einen oder mehrere geeignete Koordinatoren für die durchzuführenden Maßnahmen bestellt. Die Geeignetheit wird in der Regel durch eine Bescheinigung nachgewiesen, ausgestellt durch einen berufsgenossenschaftlich anerkannten Lehrgangsträger. Dieser Koordinator, der sogenannte SiGe-Koordinator, ist notwendig, wenn auf der Baustelle der Einsatz mehrerer Arbeitgeber geplant ist (siehe Kapitel 2.3.4). In der Regel trifft das auf alle Bauvorhaben zu, so dass folglich schon im Wohnungsbau ein SiGe-Koordinator bestellt werden muss. Selbst wenn die Arbeiten an einen Generalunternehmer vergeben werden, ist die Bestellung des SiGe-Koordinators nötig, da in aller Regel Subunternehmer eingesetzt werden und somit mehrere Arbeitgeber eingesetzt sind. In Kapitel 8 ist die Baustellenverordnung abgedruckt.

Das österreichische Bauarbeitenkoordinationsgesetz, abgekürzt BauKG, zeichnet sich durch eine ausführlichere Darstellung und differenziertere Vorgaben aus. In Kapitel 2.3 wird auf das BauKG näher eingegangen. Die Unterschiede zur Baustellenverordnung werden herausgearbeitet. In Kapitel 8 sind die Texte der Baustellenverordnung und des Bauarbeitenkoordinationsgesetzes abgedruckt.

1.3.1 Der SiGe-Koordinator

Die Hauptaufgabe des SiGe-Koordinators ist auf Grundlage eines von ihm zu erstellenden Sicherheits- und Gesundheitsschutzplanes (SiGe-Plans) für die Umsetzung der Baustellenverordnung zu sorgen. Das Tätigkeitsbild des SiGe-Koordinators in der Planungs- und der Ausführungsphase umfasst folgende Aufgaben:

Planungsphase

- Einwirkung auf die Objektplanung, in dem Grundsätze zur Verhütung von Gefahren für Sicherheit und Gesundheit der Arbeitnehmer auf Baustellen, aber auch derjenigen, die spätere Bauunterhaltungsarbeiten durchführen, berücksichtigt werden.
- Erstellen des Sicherheits- und Gesundheitsschutzplanes.
- Mitwirken bei der Ausschreibung der Sicherheitseinrichtungen und -maßnahmen.
- Erstellung der Unterlage zum Unterhalt des Bauwerks.

Ausführungsphase

- Mitwirkung bei der Fortschreibung des Bauablaufplanes.
- Anpassung des Sicherheits- und Gesundheitsschutzplanes.
- Aktualisierung der Unterlage zur sicheren Durchführung von Instandhaltungsarbeiten.
- Überwachung der Anwendung der Sicherheitsvorschriften und sicherheitstechnischer Arbeitsanweisung.

Im BauKG wird in der Planungsphase der Planungskoordinator und in der Ausführung der Baustellenkoordinator eingesetzt.

1.3.2 Der SiGe-Plan

Gemäß § 2 BaustellV sind die allgemeinen Grundsätze nach § 4 des Arbeitsschutzgesetzes schon bei der Planung der Ausführung eines Bauvorhabens zu berücksichtigen. Dies gilt insbesondere für die Arbeiten, die gleichzeitig oder nacheinander durchgeführt werden sowie bei der Bemessung der Ausführungszeiten für diese Arbeiten. Hierfür muss unter bestimmten Umständen ein Sicherheits- und Gesundheitsschutzplan erstellt werden. Die hierzu erforderlichen Arbeitsschritte werden nachfolgend aufgeführt.

Ist-Analyse:

- Analyse vorhandener Unterlagen
- Erfassen vorgesehener Gewerke
- Erkennen von Gefährdungspotentialen aus dem Umfeld des Bauprojektes
- Vorschläge zum BE-Plan aus der Sicht des Arbeitsschutzes
- Erkennen von Gefährdungspotentialen jedes einzelnen Gewerkes

Übernahme des Ablaufplans

Beurteilen der gegenseitigen Gefährdungen:

- örtliche Nähe der Arbeiten
- zeitliche Nähe der Arbeiten

Koordinieren der notwendigen Sicherheitsmaßnahmen

Vorschlagen der Ausschreibungstexte hinsichtlich Arbeitssicherheit und Gesundheitsschutz

1.3.3 Die Unterlage

Die Unterlage ist zu erstellen, so bald mehr als ein Arbeitgeber auf der Baustelle tätig wird. Dies trifft in den allermeisten Fällen zu. Die Unterlage ist eine Zusammenstellung aller Angaben, die die Sicherheit und den Gesundheitsschutz bei späteren Arbeiten gewährleisten. Zu den späteren Arbeiten gehören z. B. Wartungs- oder Instandsetzungsarbeiten. Besonders zu beachten sind hierbei die Reinigung von Glasflächen oder die Arbeiten auf Dächern. Die Unterlage ist vor der Ausschreibung zu erstellen. Die Arbeitsschritte zur Erarbeitung einer Unterlage sind:

Ist-Analyse:

- Analyse vorhandener Baupläne
- Erfassen zu erwartender späterer Arbeiten
- bezüglich Gewerk
- bezüglich Bauwerksteil
- bezüglich Häufigkeit

Beurteilung möglicher Gefährdungen

- Auswählen von Möglichkeiten der Gefährdungsabwehr
- Kostenvergleich der Lösungen

Entscheidung des Bauherrn

- Technische Lösung der Gefährdungsabwehr
- Planen einer detaillierten Lösung am Bauwerk
- Eintragen der Plannummer in die Unterlage

Erfassen in den Ausschreibungsunterlagen

Erfassen in der Objektdokumentation

- Technische Lösungen der Sicherheitseinrichtungen für spätere Arbeiten
- Eintragen der tatsächlichen Ausführungsvariante
- Erläutern der Unterlage

1.4 Umsetzung und Anwendung

Die Umsetzung der Baustellenverordnung wird durch Erfahrungsberichte belegt. In Kapitel 3 werden aktuelle Erkenntnisse aus der Planungsphase beschrieben. Insbesondere wird auf das Spannungsfeld des SiGe-Koordinators mit allen anderen am Bau Beteiligten eingegangen. In Kapitel 4 sind erste Erkenntnisse aus der Ausführungsphase dargelegt. Neben der Baustellenordnung, die nun zwingend gefordert wird, zeigt der Erfahrungsbericht, dass die Baustelleneinrichtung laufend fortgeschrieben werden muss. Somit gehen die einzelnen Bauphasen auch in die Sicherheitsplanung ein. Des Weiteren führt die Baustellenverordnung zu einem besseren Sicherheitsbewusstsein.

Die Verantwortung und Haftung des Koordinators kann zur Zeit noch nicht mit Erfahrung belegt werden. Aus juristischer Sicht wird hierauf in Kapitel 5 näher eingegangen. Die zukünftige Entwicklung in Bezug auf die Verantwortung des Koordinators oder der Koordinatoren als auch des Bauherrn bleibt noch offen. Die Risiken aus den Bauvorhaben sind für Bauherren, Planer und Bauausführende laut Auskunft der Versicherungsgesellschaften im Rahmen ihrer Haftplichtversicherungen mit abgedeckt. Allerdings empfiehlt sich, dass hierzu eine gesonderte schriftliche Bestätigung eingeholt wird.

Die medizinischen Aspekte sind durch die Baustellenverordnung nun in ein neues Licht gerückt. Arbeits- als auch Umweltmedizin werden im 6. Kapitel ausführlich behandelt. Noxen, das heißt schädigende Stoffe oder Umstände am Arbeitsplatz oder in der Umgebung, werden nach Gruppen zugeordnet und nach ihren Risiken bewertet. Für jede Gruppe werden präventive Maßnahmen angegeben.

Auf die wichtige Frage der zusätzlichen Kosten für den Bauherrn wird in Kapitel 7 eingegangen. Es werden bekannte Honorarempfehlungen gegenübergestellt und so weit wie bis heute möglich beantwortet.

Wegen Ihrer Wichtigkeit wurde diesem Buch die Bau-BG-CD-Rom beigefügt, die von der BC Verlags- und Mediengesellschaft mbH entwickelt wurde. Inhalte dieser CD sind:

- Unfallverhütungsvorschriften, Gesetze und Verordnungen
- Richtlinien, Sicherheitsregeln, Grundsätze und Merkblätter
- Bausteine
- Informationen und Arbeitshilfen für Planung, Ausschreibung und Baumaßnahmen
- SiGe-Plan und Unterlage
- Ausschreibungstexte

2 Die Baustellenverordnung im Kontext der EU-Regelwerke für Sicherheit und Gesundheitsschutz

Prof. Dipl.-Ing. Hans-Joachim Suppelt

Vorbemerkung

Die nationale Umsetzung der EU-Baustellenrichtlinie aus dem Jahr 1992 erfolgte in Deutschland 1998 durch die Baustellenverordnung (BaustellV), und zwar nachrangig zum deutschen Arbeitsschutzgesetz (ArbSchG) von 1996. In Österreich wurde die EU-Baustellen-richtlinie durch ein Gesetz umgesetzt, und zwar 1999 durch das Bauarbeitenkoordinationsgesetz (BauKG).

Das folgende Kapitel 2.1 zeigt - dargestellt an der aktuellen Vorschriftenlage in Deutschland - die Zusammenhänge zwischen den EU-Vorgaben für Sicherheit und Gesundheitsschutz und den daraus entstandenen Regelwerken. Ein Überblick über einschlägige staatliche Vorschriften in der Bauwirtschaft, über die Bedeutung der Normen und über das in Deutschland spezifische berufsgenossenschaftliche Vorschriftenwerk schließt sich an.

Kapitel 2.2 gibt einen Überblick über die wichtigsten Forderungen des deutschen Arbeitsschutzgesetzes von 1996. Dieses Gesetz ist ebenfalls eine direkte Umsetzung einer EU-Rahmenrichtlinie; es steht mit der Baustellenverordnung in direktem Zusammenhang.

In Kapitel 2.3 wird die Umsetzung der EU-Baustellenrichtlinie erörtert, wobei die deutsche Baustellenverordnung im Mittelpunkt der Betrachtungen steht. Innerhalb dieses Kapitels 2.3 wird auf einige bemerkenswerte Aspekte hingewiesen, in welcher Weise die EU-Baustellen-richtlinie in Österreich durch das Bauarbeitenkoordinationsgesetz umgesetzt wurde.

2.1 Einfluss der EU-Regelwerke auf das deutsche Vorschriftenwerk für Sicherheit und Gesundheitsschutz

2.1.1 Die Europäische Union als Quelle neuer Rechtsvorschriften

Politischer Wille in der Europäischen Union (EU) ist das ständige Zusammenwachsen. Die Gründe dafür sind vielfältig.

Durch die Globalisierung, d. h. infolge der weltweiten Vernetzung auf fast allen Feldern, wird immer offenkundiger, dass die Nationalstaaten für viele Regelungen in Politik, Wirtschaft, Gesellschaft, Arbeitswelt und Ökologie zu klein sind. Um Handlungsfähigkeit zu gewinnen und den Anschluss an die anderen großen Wirtschaftsregionen der Welt zu verbessern, wird immer mehr Souveränität mit anderen Staaten geteilt.

Eine wichtige Säule dieser supranationalen Politik ist die Schaffung der Europäischen Union (EU) auf der Grundlage des EU-Vertrages. Die Organe der EU sind

- der Europäische Rat (15 Regierungschefs und der Präsident der Kommission),
- der Rat der Europäischen Union (auch Ministerrat genannt), der für die Gesetzgebung, z. B. die „Richtlinien", zuständig ist,
- die Europäische Kommission (Exekutive und Kontrollorgan) und
- das Europäische Parlament.

Der EU-Vertrag ist ein wichtiges Instrument für die fortschreitende Vergemeinschaftung immer weiterer Materien. Wichtige Instrumente der EU zur Umsetzung des Vertragswerkes sind - neben der „Verordnung" - die mannigfachen „EU-Richtlinien", die in den einzelnen Mitgliedsländern innerhalb bestimmter Fristen in deren spezifische Rechtssysteme umgesetzt werden müssen. Die EU wird auf diese Weise zunehmend zur Quelle wichtiger Rechtsvorschriften. Für Deutschland bedeutete das im letzten Jahrzehnt eine grundlegende Änderung des Vorschriftenwerkes. Die Änderungen betrafen auch den gesamten Arbeitsschutz mit dem Ziel, „Sicherheit und Gesundheitsschutz der Arbeitnehmer bei der Arbeit" zu verbessern.

Nachfolgend wird im Zusammenhang gezeigt, welche Regelungen in Deutschland für den Arbeitsschutz, also für die Verbesserung der Sicherheit und des Gesundheitsschutzes der Arbeitnehmer bei der Arbeit (einschließlich des Inverkehrbringens von Maschinen und des Umgangs mit Maschinen) aktuell gelten und in welcher Weise EU-Vorgaben auf dem Gebiet des Arbeitsschutzes in deutsches Recht umgesetzt wurden.

2.1.2 Arbeitsschutzregelungen in Deutschland

Um den Arbeitsschutz zu verwirklichen und durchzusetzen, sind Vorschriften und Regeln erforderlich. Dabei sind grundsätzlich zu unterscheiden:

- Staatliche Vorschriften (siehe Kapitel 2.1.3 und 2.1.4)
- Normen (siehe Kapitel 2.1.5)
- Berufsgenossenschaftliches Vorschriften- und Regelwerk für Sicherheit und Gesundheit bei der Arbeit (siehe Kapitel 2.1.6)

Alle Vorschriften- und Regelwerke unterscheiden sich durch den Grad ihrer Anforderungsprofile und Regelungstiefen. Die staatlichen Vorschriften enthalten in Form der Gesetze allgemeine, manchmal sehr abstrakte Anforderungen. Sie sind - was die Sicherheit und den Gesundheitsschutz anbelangt - zum größten Teil Umsetzungen einschlägiger EU-Richtlinien in das nationale Recht. Die Details werden durch Verordnungen und Allgemeine Verwaltungsvorschriften geregelt, jedoch werden dazu auch internationale ISO-Normen, europäische EN-Normen und deutsche DIN EN-Normen bzw. DIN-Normen in Bezug genommen.

Das berufsgenossenschaftliche Vorschriften- und Regelwerk für Sicherheit und Gesundheit bei der Arbeit besteht in erster Linie aus BG-Vorschriften (Unfallverhütungsvorschriften) und aus BG-Regeln; es enthält konkrete und auch sehr spezifische Anforderungen (siehe Kapitel 2.1.6).

Zu den Quellen für ganz spezielle Festlegungen, auf die in Gesetzen, Vorschriften und Regeln Bezug genommen wird, zählen - neben den produktbezogenen Normen - z. B. auch die „gesicherten arbeitswissenschaftlichen Erkenntnisse", zu denen u. a. auch die Technischen Regeln für Gefahrstoffe - TRGS - gehören.

Im folgenden Kapitel 2.1.3 wird dargestellt, welche wichtigen EU-Richtlinien („Harmonisierungsrichtlinien") für die Bauwirtschaft relevant sind und in welcher Weise sie in Deutschland rechtlich umgesetzt wurden.

2.1.3 Europäische Vorschriften mit ihren Umsetzungen in Deutschland

Grundlage für die Harmonisierungspolitik in den 15 EU-Ländern ist der EU-Vertrag von 1957, zuletzt geändert im Oktober 1997 in Amsterdam.

Arbeitsschutz-Aspekte leiten sich aus den Artikeln 95 und 137 des EU-Vertrages ab. Im folgenden werden zunächst (unter A) für die Richtlinien nach Artikel 95 und anschließend (unter B) für die Richtlinien nach Artikel 137 jeweils die wesentlichen Unterschiede dargestellt und die für die Bauwirtschaft relevanten Beispiele mit den Umsetzungen in deutsches Recht aufgeführt.

A Harmonisierungsrichtlinien nach Artikel 95 EU-Vertrag
Harmonisierungsrichtlinien nach Art. 95 müssen *ohne Abweichungen* in nationales Recht übernommen werden (Prinzip der „totalen Harmonisierung"). Zuständig ist die Generaldirektion III „Binnenmarkt".

Wichtige Vertreter dieser Gruppe sind die „Richtlinie zur Angleichung der Rechtsvorschriften der Mitgliedsstaaten für Maschinen", kurz die „Maschinenrichtlinie", und die Richtlinie „Elektromagnetische Verträglichkeit".

Beispiele für Harmonisierungsrichtlinien nach Artikel 95

Titel	EU-Richtlinien-Nummer	In Deutschland umgesetzt durch
Richtlinie zur Angleichung der Rechtsvorschriften der Mitgliedsstaaten für *Maschinen* (Maschinenrichtlinie) *Geltungsbereich*: Praktisch alle auf Baustellen eingesetzten Maschinen. Nicht zum Geltungsbereich gehören Straßenverkehrsfahrzeuge, Dampfkessel und Druckbehälter, handbetriebene Winden und Flaschenzüge, Hebezeuge zum Heben und Fortbewegen von Personen (z. B. Aufzüge) und land- und forstwirtschaftliche Zugmaschinen. *Hauptforderung*: Innerhalb der EU dürfen ab 1.1.95 Maschinen nur in den Verkehr gebracht werden, wenn sie die „grundlegenden Sicherheits- und Gesundheitsschutzanforderungen" erfüllen, d. h. bei ihrem bestimmungsgemäßen Gebrauch keine Gefahren für die Sicherheit und Gesundheit darstellen.	89/392/EWG	Gerätesicherheitsgesetz (GSG) (9. V zum GSG vom 12.05.93)

Richtlinie *Elektromagnetische Verträglichkeit* *Geltungsbereich*: Geräte, die elektromagnetische Störungen verursachen können oder deren Betrieb durch diese Störungen beeinträchtigt werden kann. Die Richtlinie regelt die Bedingungen für Inverkehrbringen, Ausstellen und Betreiben. *Hauptforderung*: Geräte dürfen weder andere Einrichtungen stören noch durch andere Einrichtungen in ihrer Funktion beeinträchtigt werden.	89/336/EWG	Gesetz über die elektromagnetische Verträglichkeit von Geräten (EMVG) vom 30.08.95

B Harmonisierungsrichtlinien nach Artikel 137 EU-Vertrag

Harmonisierungsrichtlinien nach *Art. 137* enthalten *Mindestvorschriften*, über die jeder Mitgliedsstaat bei der Umsetzung in nationales Recht hinausgehen kann. Richtlinien nach Art. 137 regeln die Pflichten von Arbeitnehmern *und* Arbeitgebern. Zuständig ist die Generaldirektion V „Soziale Angelegenheiten".

Der wichtigste Vertreter dieser Gruppe ist die „Richtlinie über die Durchführung der Sicherheit und des Gesundheitsschutzes der Arbeitnehmer bei der Arbeit” (Rahmenrichtlinie) 89/391/EWG. Diese Rahmenrichtlinie hat zwölf Einzelrichtlinien, von denen die Einzelrichtlinien 1 bis 9 für die Bauwirtschaft besonders relevant sind.

Beispiele für Harmonisierungsrichtlinien nach Artikel 137 im Bereich der Bauwirtschaft

	Titel	**EU-Richtlinien-Nummer**	**In Deutschland umgesetzt durch**
R	*Rahmenrichtlinie* Richtlinie über die Durchführung von Maßnahmen zur *Verbesserung der Sicherheit und des Gesundheitsschutzes der Arbeitnehmer* bei der Arbeit.	89/391/EWG	Arbeitsschutzgesetz (08.96)
1	Richtlinie über Mindestvorschriften für Sicherheit und Gesundheitsschutz in *Arbeitsstätten.* (1. Einzelrichtlinie)	89/654/EWG	Arbeitsstättenverordnung (Neufassung 12.96)
2	Richtlinie über Mindestvorschriften für Sicherheit und Gesundheitsschutz bei der *Benutzung von Arbeitsmitteln* durch Arbeitnehmer bei der Arbeit, kurz *„Arbeitsmittel-Benutzungs-Richtlinie”.* Diese Richtlinie wurde am 12.05.95 durch die 95/63/EG geändert und ergänzt. (2.Einzelrichtlinie)	89/655/EWG	Arbeitsmittelbenutzungsverordnung (03.97)
3	Richtlinie über Mindestvorschriften für Sicherheit und Gesundheitsschutz bei der Benutzung *persönlicher Schutzausrüstungen* durch Arbeitnehmer bei der Arbeit. (3. Einzelrichtlinie)	89/656/EWG	PSA-Benutzungsverordnung (12.96)
4	Richtlinie über Mindestvorschriften bezüglich der Sicherheit und des Gesundheitsschutzes bei der *manuellen Handhabung von Lasten*, die für die Arbeitnehmer insbesondere eine Gefährdung der Lendenwirbelsäule mit sich bringt. (4. Einzelrichtlinie)	90/269/EWG	Lasthandhabungsverordnung (12.96)

	Titel	EU-Richtlinien-Nummer	In Deutschland umgesetzt durch
5	Richtlinie über Mindestvorschriften bezüglich der Sicherheit und des Gesundheitsschutzes bei der Arbeit an *Bildschirmgeräten*. (5. Einzelrichtlinie)	90/270/EWG	Bildschirmarbeitsverordnung (12.96)
6	Richtlinie über den Schutz der Arbeitnehmer gegen Gefährdung durch *Karziogene* bei der Arbeit. (6. Einzelrichtlinie)	90/394/EWG	Gefahrstoffverordnung (10.93)
7	EWG-Richtlinie über den Schutz der Arbeitnehmer gegen Gefährdung durch *biologische Arbeitsstoffe* bei der Arbeit. (7. Einzelrichtlinie)	89/679/EWG	Biostoff-Verordnung (01.99)
8	Richtlinie über die auf zeitlich begrenzte oder ortsveränderliche *Baustellen* anzuwendenden Mindestvorschriften für die Sicherheit und den Gesundheitsschutz. (8. Einzelrichtlinie)	92/57/EWG	Baustellenverordnung (07.98)
9	Richtlinie für die *Sicherheits- und/oder Gesundheitsschutzkennzeichnung* am Arbeitsplatz. (9. Einzelrichtlinie)	92/58/EWG	• Gefahrstoffverordnung • UVV Sicherheits- und Gesundheitsschutzkennzeichnung am Arbeitsplatz (10.95)

2.1.4 Überblick über staatliche Vorschriften, die in der Bauwirtschaft relevant sind

Einen Überblick über wichtige staatliche Vorschriften, die in Deutschland für den Arbeitsschutz in der Bauwirtschaft relevant sind, gibt die nachfolgende Liste, die in sieben Bereiche untergliedert ist.

	Bereich	Vorschriften sind z. B.:
1	Sicherheit und Gesundheitsschutz der Beschäftigten; Arbeitsstätten	• Arbeitsschutzgesetz • BaustellenV • ArbeitsstättenV mit Arbeitsstättenrichtlinien • WinterbauV • LasthandhabungsV • PSA-BenutzungsV
2	Maschinen und Geräte	• Gerätesicherheitsgesetz • ArbeitsmittelbenutzungsV • DruckbehälterV • AufzugsV • BildschirmarbeitsV
3	Gefahrstoffe	• Chemikaliengesetz • GefahrstoffV • Sprengstoffgesetz • GefahrgutV • BiostoffV
4	Arbeitszeit	• Arbeitszeitgesetz • Fahrpersonalgesetz
5	Schutz bestimmter Personengruppen	• Jugendarbeitsschutzgesetz • Mutterschutzgesetz
6	Organisation des Arbeitsschutzes im Betrieb	• Sozialgesetzbuch • Arbeitssicherheitsgesetz
7	Umweltschutz	• Bundesimmissionsschutzgesetz (BImSchG) mit 22 Verordnungen, u. a. 4. BImSchV (für genehmigungsbedürftige Anlagen), VwV Techn. Anleitung (TA) Luft • Baulärmgesetz mit VwV Schutz gegen Baulärm • Kreislaufwirtschafts- und Abfallgesetz mit versch. VwV, wie z. B. TA Abfall, TA Siedlungsabfall, TA Schutz des Grundwassers • StrahlenschutzV

2.1.5 Normen

Neben den DIN-Normen gibt es überstaatliche Normen, zu denen gehören:

- ISO-Normen, die weltweit gelten, und
- EN-Normen, die in Europa in folgenden Ländern gelten:
  - in den 15 EU-Ländern,
  nämlich A, B, D, DK, SF, F, GR, IRL, I, L, NL, P, S, E, GB, und
  - in den 3 EFTA-Ländern,
  nämlich IS, N, CH.

Die Erarbeitung von ISO-Normen erfolgt unter dem Dach von ISO (International Standard Organization) in technischen Komitees (ISO-TC).

Die Erarbeitung von EN-Normen erfolgt unter dem Dach von CEN (Comité Européen de Normalisation = Europäisches Komitee für Normung) in technischen Komitees (CEN-TC). Für die Behandlung der Krane ist z. B. das CEN/TC 147 zuständig, für Bau- und Baustoffmaschinen das CEN/TC 151.

EN-Normen schaffen produktspezifische Detailregelungen. Obwohl sie rein rechtlich gesehen nicht als verbindlich gelten, haben sie aufgrund ihres Erstellungsprozederes faktisch eine verbindliche Wirkung. Voraussetzung für die Anwendung der EN-Normen ist - z. B. bei Maschinen - immer eine Gefährdungsanalyse. Relevante EN-Normen erscheinen - mit der gleichen Nummer - auch als DIN-Normen mit der Bezeichnung „DIN EN . . . „. Beispiel: Die EN 500-1 „Straßenbaumaschinen - Sicherheit - Allgemeine Anforderungen" wurde unter dem gleichen Titel auch als DIN EN 500-1 veröffentlicht.

2.1.6 Berufsgenossenschaftliches Vorschriften- und Regelwerk

Zu unterscheiden sind

- *BG-Vorschriften* (Berufsgenossenschaftliche Vorschriften) und
- *BG-Regeln* für Sicherheit und Gesundheitsschutz bei der Arbeit.

Dazu kommen noch BG-Informationen und sonstige Schriften. Für BG-Vorschriften und BG-Regeln gelten ab April 1999 die nachfolgenden Definitionen; für den Baubetrieb werden einschlägige Beispiele genannt.

BG-Vorschriften

BG-Vorschriften sind Unfallverhütungsvorschriften (UVVs) im Sinne von § 15 Siebtes Buch Sozialgesetzbuch (SGB VII). Alle Berufsgenossenschaften der Bauwirtschaft haben textgleich die für sie relevanten UVVs erlassen. Jede UVV hat, neben dem Titel, eine VBG-Nummer. Im April 1999 wurde eine neue Nummerierung der BG-Vorschriften eingeführt, und zwar die BGV-Nummern.

Die Gesamtheit der BG-Vorschriften lässt sich in folgende vier Arbeitsumfelder und die fünfte Gruppe „Arbeitsmittel" einteilen:

- Allgemeine Vorschriften und betriebliche Arbeitsschutzorganisation (Neue BG-Nummern: BGV A1 ff)
- Einwirkungen (Neue BG-Nummern: BGV B1 ff)
- Betriebsart/Tätigkeiten (Neue BG-Nummern: BGV C1 ff)
- Arbeitsplatz/Arbeitsverfahren (Neue BG-Nummern: BGV D1 ff)

Die weitere Gruppe „Arbeitsmittel" enthält die Vorschriften, die den Maschinenaltbestand (Baujahr 1994 und älter) regeln. Sie behalten die alte Abkürzung „VBG" mit der alten Nummer, um deutlich zu machen, dass sie nur noch so lange in Kraft bleiben, wie die „alten" Maschinen in Betrieb sind und durch Sachkundige und Aufsichtspersonen zu beurteilen sind. Bekanntlich haben ab 1995 die Hersteller von Maschinen hinsichtlich Bau und Ausrüstung die Europäische Maschinenrichtlinie (in Deutschland das novellierte Gerätesicherheitsgesetz) zu beachten, so dass für Bau und Ausrüstung neuer Maschinen die BG-Vorschriften nicht mehr einschlägig sind.

Beispiele für BG-Vorschriften im Baubetrieb
(aufgeteilt in die o. a. Arbeitsumfelder und die Gruppe „Arbeitsmittel")

- **Allgemeine Vorschriften und betriebliche Arbeitsschutzorganisation**

Neue BGV-Nr.	Bisherige VBG-Nr.	Titel
BGV A1	VBG 1	Allgemeine Vorschriften (Neuer Titel: Grundsätze der Prävention)
BGV A2	VBG 4	Elektrische Anlagen und Betriebsmittel
BGV A4	VBG 100	Arbeitsmedizinische Vorsorge
BGV A5	VBG 109	Erste Hilfe
BGV A6	VBG 122	Fachkräfte für Arbeitssicherheit
BGV A7	VBG 123	Betriebsärzte
BGV A8	VBG 125	Sicherheits- und Gesundheitsschutzkennzeichnung am Arbeitsplatz

- **Einwirkungen**

Neue BGV-Nr.	Bisherige VBG-Nr.	Titel
BGV B1	VBG 91	Umgang mit Gefahrstoffen
BGV B2	VBG 93	Laserstrahlung
BGV B3	VBG 121	Lärm

- **Betriebsart/Tätigkeiten**

Neue BGV-Nr.	Bisherige VBG-Nr.	Titel
BGV C22	VBG 37	Bauarbeiten
BGV C23	VBG 39	Taucherarbeiten
BGV C24	VBG 46	Sprengarbeiten

- **Arbeitsplatz/Arbeitsverfahren**

Neue BGV-Nr.	Bisherige VBG-Nr.	Titel
BGV D6	VBG 9	Krane
BGV D7	VBG 35	Bauaufzüge
BGV D8	VBG 8	Winden, Hub- und Zuggeräte
BGV D16	VBG 43	Heiz-, Flämm- und Schmelzgeräte für Bau- und Montagearbeiten
BGV D27	VBG 36	Flurförderzeuge
BGV D28	VBG 41	Rammen
BGV D29	VBG 12	Fahrzeuge
BGV D33	VBG 38a	Arbeiten im Bereich von Gleisen
BGV D36	VBG 74	Leitern und Tritte

- **Arbeitsmittel**
  Die Vorschriften aus dieser Gruppe enthalten überwiegend Beschaffenheitsanforderungen

VBG 5 Kraftbetriebene Arbeitsmittel
VBG 9a Lastaufnahmeeinrichtungen im Hebezeugbetrieb
VBG 10 Stetigförderer
VBG 14 Hebebühnen
VBG 40 Bagger, Lader, Schürfgeräte und Spezialmaschinen des Erdbaus (Erdbaumaschinen)

BG-Regeln für Sicherheit und Gesundheitsschutz bei der Arbeit
Berufsgenossenschaftliche Regeln für Sicherheit und Gesundheitsschutz bei der Arbeit sind Zusammenstellungen bzw. Konkretisierungen von Inhalten aus staatlichen Arbeitsschutzvorschriften und/oder BG-Vorschriften oder technischen Spezifikationen, insbesondere harmonisierten Normen, oder von berufsgenossenschaftlichem Erfahrungsgut. Die Benummerung der BG-Regeln (früher ZH 1/. . .) beginnt immer mit „BGR", worauf die entsprechende Nummer folgt.

Beispiele für BG-Regeln im Baubetrieb sind:

- Regeln für Sicherheit und Gesundheitsschutz . . .
  - im Gerüstbau (BGR 165 - 174, früher ZH 1/534.0 - 534.9)
  - bei der Arbeit in kontaminierten Bereichen (BGR 128, früher ZH 1/183)
  - beim Umgang mit beweglichen Straßenbaumaschinen (BGR 118, früher ZH 1/105)

- Regeln für den Einsatz von . . .
  - Schutzkleidung (BGR 189, früher ZH 1/700)
  - persönlichen Schutzausrüstungen gegen Absturz (BGR 198, früher ZH 1/709)
  - Atemschutzgeräten (BGR 190, früher ZH 1/701)
  - Gehörschützern (BGR 194, früher ZH 1/705)
  - Fußschutz (BGR 191, früher ZH 1/702)
  - Augen- und Gesichtsschutz (BGR 192, früher ZH 1/703)
  - Industrieschutzhelmen (BGR 193, früher ZH 1/704)
  - Schutzhandschuhen (BGR 195, früher ZH 1/706)
  - Hautschutz (BGR 196, früher ZH 1/708)

2.2 Das Arbeitsschutzgesetz (ArbSchG) vom 07.08.1996

2.2.1 Anlass durch EU-Rahmenrichtlinie

Die am 12.06.1989 veröffentlichte EU-Rahmenrichtlinie

> „Richtlinie über die Durchführung von Maßnahmen zur Verbesserung der Sicherheit und des Gesundheitsschutzes der Arbeitnehmer bei der Arbeit" (89/391/EWG)

enthält u. a. allgemeine Grundsätze für die Verhütung berufsbedingter Gefahren, für die Sicherheit und den Gesundheitsschutz, die Ausschaltung von Risiken und Unfallfaktoren, die Unterweisung der Arbeitnehmer sowie allgemeine Regeln für die Durchführung dieser Grundsätze. Diese EU-Rahmenrichtlinie wurde durch das Arbeitsschutzgesetz (ArbSchG) vom 20.08.1996 in deutsches Recht umgesetzt. Im folgenden werden wichtige Details des ArbSchG dargestellt.

2.2.2 Grundsatz, Schutzansatz

Wie bisher gilt der alte Grundsatz weiter: Für die Einhaltung der öffentlich-rechtlichen Arbeitsschutzbestimmungen im Betrieb ist der Arbeitgeber verantwortlich. Der Arbeitgeber hat grundsätzlich die ihm obliegenden Pflichten selbst zu erfüllen. Dem Arbeitgeber gleichgestellt werden Personen in leitenden Stellungen oder Personen, die ganz bestimmte übertragene Aufgaben wahrnehmen.

Neu ist der ganzheitliche Schutzansatz mit der Intention, die Arbeitsschutzmaßnahmen im Betrieb gleichwertig neben den technischen Aufgabenstellungen zur Geltung zu bringen. Danach müssen alle arbeitsbedingten Gefahren und Gesundheitsgefährdungen einschließlich evtl. Organisations- und Umwelteinflüsse bei der Auswahl der Schutzmaßnahmen berücksichtigt werden.

2.2.3 Arbeitgeberpflichten

Der Arbeitgeber ist gemäß § 3 ArbSchG verpflichtet, die erforderlichen Maßnahmen des Arbeitsschutzes unter Berücksichtigung der Umstände zu treffen, die Sicherheit und Gesundheit der Beschäftigten bei der Arbeit beeinflussen. Er hat für eine geeignete Organisation zu sorgen, um die erforderlichen Arbeitsschutzmaßnahmen zu planen, zu überprüfen und gegebenenfalls anzupassen.

2.2.4 Allgemeine Grundsätze nach ArbSchG

Die allgemeinen Grundsätze aus § 4 ArbSchG werden im folgenden wörtlich zitiert.

„Der Arbeitgeber hat bei den Maßnahmen des Arbeitsschutzes von folgenden allgemeinen Grundsätzen auszugehen:

1. Die Arbeit ist so zu gestalten, dass eine Gefährdung für Leben und Gesundheit möglichst vermieden und die verbleibende Gefährdung möglichst gering gehalten wird;
2. Gefahren sind an ihrer Quelle zu bekämpfen;
3. bei den Maßnahmen sind der Stand der Technik, Arbeitsmedizin und Hygiene sowie sonstige gesicherte arbeitswissenschaftliche Erkenntnisse zu berücksichtigen;
4. Maßnahmen sind mit dem Ziel zu planen, Technik, Arbeitsorganisation, sonstige Arbeitsbedingungen, soziale Beziehungen und Einfluss der Umwelt auf den Arbeitsplatz sachgerecht zu verknüpfen;
5. individuelle Schutzmaßnahmen sind nachrangig zu anderen Maßnahmen;
6. spezielle Gefahren für besonders schutzbedürftige Beschäftigtengruppen sind zu berücksichtigen;
7. den Beschäftigten sind geeignete Anweisungen zu erteilen;
8. mittelbar oder unmittelbar geschlechtsspezifisch wirkende Regelungen sind nur zulässig, wenn dies aus biologischen Gründen zwingend geboten ist."

Erstmalig im deutschen Arbeitsschutzsystem werden das Gefahrvermeidungsgebot und - bei unvermeidlichen Gefährdungen - das Gefahrminimierungsgebot aufgenommen. Es ist gefordert, dass Gefahren an ihrer Entstehungsstelle zu bekämpfen sind.

Auf diese allgemeinen Grundsätze wird übrigens in der Baustellenverordnung in zwei Paragraphen Bezug genommen, und zwar in § 2 Abs. 1 und in § 4 Abs. 3 BaustellV.

2.2.5 Gefährdungsbeurteilung

Ein neuer Aspekt ist auch die in § 5 ArbSchG geforderte Gefährdungsbeurteilung. Mit ihr wurde erstmalig ein Instrumentarium gesetzlich verankert, dem die Überlegung zugrunde liegt, dass der Arbeitgeber erst dann ein sicheres Urteil über die zu treffenden Arbeitsschutzmaßnahmen erhält, wenn er zuvor die mit der Arbeit verbundenen Gefährdungen ermittelt hat.

Die Gefährdungsbeurteilung ist ein Prozess, der aus folgenden Schritten besteht:

- Gefahrenanalysen für bestimmte Vorgänge und Situationen.
  Bestehen Zusammenhänge mit den Beschäftigten?
- Gefährdungsermittlungen. Risiko? Vorschriften? Zu beachtende Gefährdungen.
- Maßnahmen festlegen. Überprüfen auf Wirksamkeit.
- Dokumentation (siehe Kapitel 2.2.6).

Vor einer Gefährdungsanalyse ist immer zu überlegen, welcher Bereich hinsichtlich der Gefährdungen beurteilt werden soll, nämlich

- arbeitsbezogen (z. B. für ganze Baustelle im kontaminierten Bereich),
- tätigkeitsbezogen (z. B. für Flämmarbeiten) oder
- personenbezogen (z. B. für die Beurteilung der Gefährdungen eines bestimmten Schweißers).

Gemäß ArbSchG kann sich eine Gefährdung insbesondere ergeben durch

1. die Gestaltung und die Einrichtung der Arbeitsstätte und des Arbeitsplatzes,
2. physikalische, chemische und biologische Einwirkungen,
3. die Gestaltung, die Auswahl und den Einsatz von Arbeitsmitteln, insbesondere von Arbeitsstoffen, Maschinen, Geräten und Anlagen sowie den Umgang damit,
4. die Gestaltung von Arbeits- und Fertigungsverfahren, Arbeitsabläufen und Arbeitszeit und deren Zusammenwirken,
5. unzureichende Qualifikation und Unterweisung der Beschäftigten.

Die Gefährdungsbeurteilung ersetzt die alte Betrachtungsweise „So viel Sicherheit wie vorgeschrieben" durch die neue, moderatere Forderung nach „Sicherheit im notwendigen Umfang".

2.2.6 Dokumentation

Über das Ergebnis der Gefährdungsbeurteilung ist gemäß § 6 ArbSchG eine Dokumentation zu erstellen. Die Forderung nach einer Dokumentation gilt nur dann, falls mehr als 10 Arbeitnehmer beschäftigt sind. Bei gleichartiger Gefährdungssituation ist es ausreichend, wenn die Unterlagen zusammengefasste Angaben enthalten. Der in Kapitel 2.2.5 dargestellte Katalog der Aspekte für Gefährdungen ist als umfassend zu bezeichnen einschließlich der Qualifikationsfrage für die eingesetzten Arbeitnehmer.

2.2.7 Schutzniveau

Als Schutzniveau des Arbeitsschutzes wird in § 4 Nr. 3 ArbSchG gefordert, dass der „Stand von Technik, Arbeitsmedizin und Hygiene sowie sonstige gesicherte arbeitswissenschaftliche Erkenntnisse" zu berücksichtigen sind. Durch diese Festlegung wird eingerissenen, betrieblichen Verhaltensweisen vorgebeugt und das Schutzniveau immer auf dem Stand der aktuellen technischen Entwicklung gehalten. Einwände, wie „Das haben wir schon immer so gemacht", werden damit gegenstandslos.

2.2.8 Zusammenarbeit mehrerer Arbeitgeber

Werden Beschäftigte mehrerer Arbeitgeber an einem Arbeitsplatz tätig, sind gemäß § 8 ArbSchG die Arbeitgeber verpflichtet, bei der Durchführung der Sicherheits- und Gesundheitsbestimmungen zusammenzuarbeiten. Die Beschäftigten sind entsprechend zu unterrichten; die Maßnahmen sind abzustimmen. Der Arbeitgeber muss sich vergewissern, dass auch die Beschäftigten anderer Arbeitgeber, die in seinem Betrieb tätig werden, entsprechende Anweisungen erhalten haben.

2.2.9 Unterweisung

Damit Beschäftigte eine Gesundheitsgefährdung erkennen können und entsprechend den vorgesehenen Maßnahmen auch handeln, müssen sie gemäß § 12 ArbSchG Informationen, Erläuterungen und Anweisungen erhalten, die auf die jeweilige Arbeitssituation zugeschnitten ist. Unterweisungen müssen mindestens einmal jährlich durchgeführt werden; sie sind das wichtigste Instrument, um Beschäftigte in den Stand zu versetzen, Arbeitsschutzanordnungen richtig erfassen zu können und sich sicherheitsgerecht zu verhalten.

Die Unterweisung hat für den Arbeitgeber Entlastungscharakter. Bei Arbeitnehmer-Überlassungen trifft die Pflicht zur Unterweisung den Entleiher.

2.2.10 Verantwortliche Personen

§ 13 ArbSchG listet die verantwortlichen Personen auf, die neben dem Arbeitgeber für die Erfüllung der Pflichten verantwortlich sind, nämlich sein gesetzlicher Vertreter, der vertretungsberechtigte Gesellschafter einer Personenhandelsgesellschaft und beauftragte Personen. Der Arbeitgeber kann zuverlässige und fachkundige Personen schriftlich beauftragen, ihm obliegende Aufgaben nach ArbSchG in eigener Verantwortung wahrzunehmen.

Für Ausführung und Überwachung von Bauarbeiten gilt im deutschen Rechtssystem ein dichtes Beziehungsgeflecht. Die Durchführung des Arbeitsschutzes ist eine Gemeinschaftsaufgabe, an deren Realisierung - neben dem Bauherrn - verschiedene Personengruppen mit verschiedenen Arten von Weisungsbefugnis anordnend oder beratend oder auch nur hinweisend mitwirken. Die nachfolgende Übersicht zeigt die Verantwortungsbereiche mit den dabei betroffenen Personengruppen.

Beratung Stabsverantwortung	**Volle Weisungs-befugnis** Linienverantwortung	**Begrenzte Weisungs-befugnis**	**Hinweise** (die von Arbeitgebern zu berücksichtigen sind)
Fachkraft für Arbeitssicherheit Sicherheitsbeauf-tragter Betriebsrat	Arbeitgeber ⇓ betriebliche Vorgesetzte ⇓ Betriebsangehörige	Bauleiter des Bauherrn Prüfingenieur Architekt	Baustellen-koordinator

2.3 Baustellenverordnung (BaustellV) vom 10.06.1998

2.3.1 Anlass durch EU-Richtlinie

Die am 24.06.1992 veröffentlichte EU-Baustellenrichtlinie

> „Richtlinie über die auf zeitlich begrenzte oder ortsveränderliche Baustellen anzuwendenden Mindestvorschriften für die Sicherheit und den Gesundheitsschutz" (92/57/EWG)

wurde als achte Einzelrichtlinie zur Rahmenrichtlinie (89/391/EWG) erlassen und gilt für alle EU-Staaten. Die Baustellenverordnung vom 10.06.1998 ist in Kapitel 8 abgedruckt.

2.3.2 Umsetzung in nationales Recht

In Deutschland wurde diese EU-Richtlinie durch die Baustellenverordnung (BaustellV) vom 10.06.98 als eine dem Arbeitsschutzgesetz nachrangige Verordnung in nationales Recht umgesetzt. Sie trat am 01.07.98 in Kraft. Bemerkenswert ist die lange Umsetzungsdauer in Deutschland. Gemäß Vorgabe der EU-Richtlinie 92/57/EWG sollte die nationale Umsetzung nämlich bereits bis zum 31.12.1993 erfolgen. Die Umsetzung war wie bei keiner anderen Richtlinie politisch sehr umstritten.

In Österreich erfolgte die Umsetzung der EU-Richtlinie 92/57/EWG durch ein Bundesgesetz, nämlich durch das Bauarbeitenkoordinationsgesetz (BauKG), das am 01.07.99 in Kraft trat.

2.3.3 Begründung

Die EU-Baustellenrichtlinie und damit die deutsche Baustellenverordnung und das österreichische Bauarbeitenkoordinationsgesetz werden durch das besonders hohe Unfall- und Gesundheitsrisiko begründet, denen die Beschäftigten im Baubereich im Vergleich zu anderen Wirtschaftszweigen ausgesetzt sind. Die Unfallursachen lassen sich oft bis in die Planungsphase zurückverfolgen. Tabelle 1 in Kapitel 1.2 zeigt dass das Gefahrenpotential auf deutschen Baustellen viel zu hoch ist. In Deutschland liegt die Unfallquote (Unfälle pro 1000 Vollbeschäftigte) sowohl bei den gemeldeten als auch bei den besonders schweren Arbeitsunfällen im Baustellenbereich mehr als doppelt so hoch wie im Durchschnitt der gesamten Wirtschaft. 1996 ereigneten sich allein 300 tödliche Unfälle im Baubereich.

Die besonderen Gefahren auf Baustellen sind u. a. auf folgende Faktoren zurückzuführen:

- Sicherheitseinrichtungen und Arbeitsschutzmaßnahmen wurden in der Planungsphase nicht angemessen durchdacht, nicht fachgerecht ausgeschrieben, ungenügend bauvertraglich geregelt oder standen nicht termingerecht zur Verfügung,
- Beschäftige verschiedener Arbeitgeber sind gleichzeitig, nebeneinander oder übereinander tätig,
- ungenügende Abstimmung zwischen verschiedenen Arbeitgebern,
- Termindruck, der zu Änderungen betrieblicher Verhältnisse führen kann,
- Tätigwerden von Unternehmern ohne Beschäftigte.

2.3.4 Was bringt die Baustellenverordnung Neues?

Als Veranlasser eines Bauvorhabens trägt der Bauherr schon seit jeher Verantwortung. Die BaustellV erweitert diese Pflichten im Hinblick auf die Arbeitsschutzmaßnahmen und unterscheidet dabei zwei Zeitabschnitte, nämlich

Zeitabschnitt 1: Planung der Ausführung des Bauvorhabens (Planungsphase) und

Zeitabschnitt 2: Ausführung des Bauvorhabens (Ausführungsphase).

Völlig neu wird das deutsche Arbeitsschutzrecht durch die BaustellV um folgende Pflichten für den Bauherrn ergänzt:

- Berücksichtigung der allgemeinen Grundsätze nach § 4 Arbeitsschutzgesetz (ArbSchG) bereits in der Planungsphase.
- Vorankündigung des Bauvorhabens (bei größeren Baustellen) bei der Behörde. Die Definition für die „größere Baustelle“ ergibt sich aus der nachfolgenden Übersicht.
- Bestellung eines Koordinators, wenn mehrere Arbeitgeber auf der Baustelle tätig werden. Auf die nachfolgende Übersicht wird verwiesen.

- Erarbeitung eines Sicherheits- und Gesundheitsschutzplanes (SiGe-Plan), wenn mehrere Arbeitgeber auf der Baustelle tätig werden, und zwar
  - bei größeren Baustellen (Vorankündigung nötig)
  und/oder
  - bei besonders gefährlichen Arbeiten (Arbeiten gemäß Anhang II der BaustellV).
  Auf die nachfolgende Übersicht wird verwiesen.
- Zusammenstellung einer so genannten Unterlage, um später notwendige Arbeiten an der baulichen Anlage gefahrlos und kostengünstig durchführen zu können.

Voraussetzungen für Vorankündigung, SiGe-Plan und Koordinator

Vorankündigung	SiGe-Plan	Koordinator
> 30 Arbeitstage und > 20 Beschäftige *oder* >500 Personentage	> 1 Arbeitgeber + Vorankündigung *oder* > 1 Arbeitgeber + Arbeiten nach Anhang II	> 1 Arbeitgeber

Die beim Bauvorhaben tätigen Arbeitgeber müssen die Hinweise der Koordinatoren und den SiGe-Plan bei der Ausführung der Arbeiten „berücksichtigen".

2.3.5 Pflichten des Bauherrn und seine mögliche rechtliche Freistellung

§ 4 BaustellV verpflichtet den Bauherrn unmittelbar selbst zur Durchführung folgender Maßnahmen:

- Beachtung der allgemeinen Grundsätze des Arbeitschutzgesetzes (§ 2 Abs. 1),
- Übermittlung der Vorankündigung von größeren Baustellen (§ 2 Abs. 2),
- Erarbeitung eines SiGe-Planes (§ 2 Abs. 3),
- Bestellung von Koordinatoren (§ 3 Abs. 1 Satz 1).

Möglichkeit zur rechtlichen Freistellung
Eine Freistellung von diesen Bauherrnpflichten ist nur dann möglich, wenn die Beauftragung eines Dritten rechtzeitig (und möglichst schriftlich) erfolgt. Solche Beauftragungen sind z. B. möglich auf einen Generalübernehmer, auf Ingenieur- oder Architekturbüros oder auf Unternehmen, die mit der Errichtung der baulichen Anlage einschließlich Planung und Ausführung beauftragt wurden.

Durch die Beauftragung eines Dritten kann sich der Bauherr von arbeitsschutzrechtlicher Verantwortung freistellen. Der „beauftragte Dritte" ist dann allein für die Erfüllung der

Verpflichtungen aus der BaustellV zuständig und haftbar. Wie weit die Verantwortung und Haftung des SiGe-Koordinators geht, wird in Kapitel 5 beschrieben.

Der Bauherr ist gehalten, damit nur qualifizierte und geeignete Personen zu betrauen, diese rechtzeitig und ausreichend zu informieren und sie darauf hin zu überwachen, ob sie die ihnen übertragenen Aufgaben auch sorgfältig ausführen. Haftungsfragen sollten unbedingt vorher abgeklärt werden. Die Beauftragung kann sich auf einen Teil der vorgenannten Maßnahmen beziehen. In diesem Fall muss der Bauherr die verbleibenden Maßnahmen selbst treffen.

Nicht zulässig ist die pauschale Übertragung aller Pflichten des Bauherrn auf eines der bauausführenden Unternehmen im Rahmen üblicher Ausschreibungen. Begründung: Zu diesem Zeitpunkt ist es zu spät, weil dann in die „Planung der Ausführung des Bauvorhabens" nicht mehr eingegriffen werden kann.

2.3.6 Vorankündigung der Baustelle

Bestimmungen der BaustellV
Nach § 2 Abs. 2 ist für jede größere Baustelle der zuständigen Behörde zwei Wochen vor Einrichtung der Baustelle eine Vorankündigung zu übermitteln.

Vorankündigungen sind gefordert,

- wenn die voraussichtliche Dauer der Arbeiten
  > 30 Arbeitstage umfasst und > 20 Beschäftigte gleichzeitig tätig sind
  oder
- der Umfang der Arbeiten voraussichtlich 500 Personentage überschreitet.

Ein Muster einer Vorankündigung, die alle Forderungen der BaustellV enthält, ist im folgenden Kasten (Bild 2.1) abgedruckt. Eine Liste mit den Anschriften der zuständigen deutschen Arbeitsschutzbehörden, die in den Bundesländern Baden-Württemberg, Bayern, Hessen, Rheinland-Pfalz und Saarland für die Durchführung der Baustellenverordnung zuständig sind, ist im Anhang angeführt. Liegen die Baustellen in den entsprechenden Bundesländern, kommen diese Arbeitsschutzbehörden als Adressaten für die Vorankündigung und als Ansprechpartner für alle Fragen zur BaustellV in Frage. Welche Arbeitsschutzbehörde für das Bauvorhaben zuständig ist, entscheidet immer die Lage der Baustelle, nicht etwa die Anschrift der Bauunternehmung.

In Österreich gelten hinsichtlich der Vorankündigung die gleichen Voraussetzungen; zuständige Behörden sind die Arbeitsinspektorate.

Der Bauherr oder der „beauftragte Dritte" ist dafür verantwortlich, dass die Vorankündigung „sichtbar" auf der Baustelle angebracht wird.

An
(zuständige Behörde)

Vorankündigung

gemäß § 2 der Verordnung über Sicherheit und Gesundheitsschutz auf Baustellen
(Baustellenverordnung – BaustellV)

1. Bezeichnung und Ort der Baustelle: ....
Straße/Nr.: ....
PLZ/Ort: ....

2. Name und Anschrift des Bauherren:
....
....
....

3. Name und Anschrift des anstelle des Bauherren verantwortlichen Dritten:
....
....
....

4. Art des Bauvorhabens:
....

5. Koordinator(en) (sofern erforderlich) mit Anschrift und Telefon, ggf. Fax, e-mail
- für die Planung der Ausführung: ....
- für die Ausführung des Bauvorhabens: ....

6. Voraussichtl. Beginn und Ende der Arbeiten:
von ....bis ....

7. Voraussichtl. Höchstzahl der gleichzeitig Beschäftigten auf der Baustelle: ....

8. Voraussichtl. Zahl der Arbeitgeber:
....

9. Voraussichtl. Zahl der Unternehmer ohne Beschäftigte: ....

10. Bereits ausgewählte Arbeitgeber und Unternehmer ohne Beschäftigte:

1. ....
2. ....
3. ....
4. ....
5. ....
6. ....
7. ....
8. ....
9. ....
10. ....

(weitere Angaben ggf. als Anlage)

....	....	....
(Ort/Datum)	(Name)	(Unterschrift)

(Bauherr oder anstelle des Bauherren verantwortlicher Dritter)

Verteiler:
1 x zuständige Behörde
1 x Baustellenaushang
1 X Bauherr

Bild 2.1: Muster für Vorankündigung

Bei erheblichen Änderungen ist die Vorankündigung anzupassen. Mögliche Gründe für Anpassungen der Vorankündigungen sind:

- Wechsel des Bauherrn oder des beauftragten Dritten,
- Wechsel des Koordinators,
- Verkürzung der Bauzeit (mit der Folge von Schichtarbeit oder verstärkter gleichzeitiger Arbeit mehrerer Arbeitgeber),
- bei wesentlicher Erhöhung der Höchstzahl gleichzeitig Beschäftigter oder der Anzahl der Unternehmer ohne Beschäftigte,
- wenn der Auftrag von nur einem auf mehrere Auftragnehmer aufgeteilt wird.

2.3.7 Sicherheits- und Gesundheitsschutzplan (SiGe-Plan)

2.3.7.1 Bestimmungen der BaustellV

Ein SiGe-Plan ist zu erstellen, wenn

- Beschäftigte mehrerer Arbeitgeber auf der Baustelle gleichzeitig oder nacheinander tätig werden und eine Vorankündigung zu übermitteln ist
  oder
- Beschäftigte mehrerer Arbeitgeber auf der Baustelle gleichzeitig oder nacheinander tätig werden und „besonders gefährliche Arbeiten" ausgeführt werden.

Ein SiGe-Plan ist also *nicht* nötig, wenn - was praktisch so gut wie niemals vorkommt - lediglich Beschäftigte eines Arbeitgebers auf der Baustelle tätig werden. Der Einsatz von Nachunternehmern bedeutet jedoch, dass mehrere Arbeitgeber vorhanden sind, unabhängig davon, ob sie gleichzeitig oder in zeitlichen Abständen arbeiten. Das ist der für Baustellen bestimmende Fall.

Was man unter besonders gefährlichen Arbeiten im Sinne der Baustellenverordnung versteht, wird durch Anhang II zur BaustellV beantwortet, der nachfolgend verkürzt wiedergegeben wird. Besonders gefährliche Arbeiten gemäß Anhang II BaustellV sind:

1. Arbeiten in Baugruben oder Gräben mit Tiefen von mehr als 5 m,
2. Arbeiten mit der Gefahr des Absturzes aus einer Höhe von mehr als 7 m,
3. Umgang mit bestimmten Gefahrstoffen oder biologischen Arbeitsstoffen der Risikogruppen 3 und 4,
4. Arbeiten mit ionisierenden Strahlen im Sinne der Strahlenschutz- sowie der Röntgenverordnung,
5. Arbeiten in einem geringeren Abstand als 5 m von Hochspannungsleitungen,
6. Arbeiten , bei denen die unmittelbare Gefahr des Ertrinkens besteht,
7. Brunnenbau, unterirdische Erdarbeiten und Tunnelbau,
8. Taucherarbeiten,
9. Arbeiten in Druckluft,
10. Sprengarbeiten,
11. Auf- und Abbau von Massivbauelementen mit mehr als 10 t Einzelgewicht.

Aus dieser Aufzählung kann der Baustellenpraktiker unschwer erkennen, dass es sich um Arbeiten handelt, die auch schon bisher zu besonderen Vorüberlegungen und organisatorischen Maßnahmen veranlassten.

In Österreich wird der SiGe-Plan auch gefordert. Bei den zugrunde gelegten Voraussetzungen fehlt die Bedingung nach Vorhandensein mehrerer Arbeitgeber. Bei der Aufzählung der Arbeiten mit besonderen Gefahren fehlen die Festlegungen nach exakten Tiefen, Absturzhöhen und Entfernungen.

2.3.7.2 Anmerkungen zum Inhalt von SiGe-Plänen

Im SiGe-Plan sind die erforderlichen Einrichtungen und Maßnahmen zur Erfüllung der Arbeitsschutzbestimmungen zeitlich und in ihrer Ausführung darzustellen.

- In der *PLANUNGSPHASE* erfolgt

  die *Erstellung* des SiGe-Planes durch den SiGe-Koordinator.[1]

- In der *AUSFÜHRUNGSPHASE* erfolgt

  die *Berücksichtigung* des SiGe-Planes durch die Arbeitgeber und

  die *Anpassung* des SiGe-Planes (entsprechend Arbeitsfortschritt und eingetretener Änderungen) durch den SiGe-Koordinator.[2]

Zum Umfang des SiGe-Planes fordert die BaustellV lediglich folgendes:
Der SiGe-Plan muss

- die für die betroffene Baustelle anzuwendenden *Arbeitsschutzmaßnahmen erkennen lassen* und
- *besondere Maßnahmen für besonders gefährliche Arbeiten* nach Anhang II BaustellV *enthalten.*

Dazu ist in der Planungsphase zu ermitteln, zu berücksichtigen und zu dokumentieren, welche Gefährdungen bei den einzelnen Arbeitsabläufen, gegliedert nach Gewerken, auftreten und durch welche Maßnahmen die Gefährdungen vermieden oder verringert werden können. Die Berufsgenossenschaften der Bauwirtschaft entwickelten Hilfsmittel für die Erstellung der SiGe-Pläne. Beispielhaft seien aufgeführt:

- Die BAU-BG-CD-ROM mit Unfallverhütungsvorschriften und einschlägigen gesetzlichen Vorschriften, mit den „Bausteinen", mit Infos für Planung und Ausschreibung sowie für den SiGe-Plan und die Unterlage, ferner mit Ausschreibungstexten.
  Herausgeber und Bezugsquelle: Bau-Berufsgenossenschaften

---

[1] wird im österreichischen BauKG „Planungskoordinator" genannt

[2] wird im österreichischen BauKG „Baustellenkoordinator" genannt

- CD-ROM „Kompendium Arbeitsschutz" mit Software zur Gefährdungsbeurteilung; sie enthält 23 Module für Gefährdungsbeurteilungen für Betriebsführung, Baustellenvorbereitung und verschiedene Bauarbeiten.
  Herausgeber: Tiefbau-Berufsgenossenschaft
  Bezugsquelle: Jedermann-Verlag, Dr. Pfeffer, Heidelberg.

2.3.7.3 Bedeutung für den Bauherrn

Der SiGe-Plan mit frühzeitiger Planung der Arbeitsschutzmaßnahmen und Berücksichtigung bei der Ausschreibung bedeutet:

- Minimierung der Gefährdungen der Beschäftigten und unbeteiligter Dritter,
- Transparenz bei den Ausschreibungen,
- Vermeidung von Störungen im Bauablauf,
- Erhöhung der Qualität der geleisteten Arbeit,
- Kosteneinsparungen, z. B. durch gemeinsam genutzte Einrichtungen.

2.3.7.4 Bemerkungen

Gliederung und Umfang eines SiGe-Planes bleiben dem Bauherrn überlassen. Vor Beginn der Arbeiten am SiGe-Plan empfiehlt es sich, mit der zuständigen Arbeitsschutzbehörde Verbindung aufzunehmen.

Wenn ein Bauablaufplan vorhanden ist, kann es wegen der grafischen Übersichtlichkeit zweckmäßig sein, den SiGe-Plan als Ergänzung zu diesem aufzustellen.

Bei mehr als einem Bauvorhaben auf einem Grundstück oder auf unmittelbar benachbarten Grundstücken sind in jedem SiGe-Plan auch die Gefährdungen aus den benachbarten Bauvorhaben zu berücksichtigen. Bei Baustellen auf dem Gelände von Produktionsbetrieben sind die Gefährdungen aus dem Betrieb zu berücksichtigen. Beispiele hierfür sind Einflüsse aus innerbetrieblichem Verkehr, Kranbahnen, Hochdruckleitungen.

Für die Erstellung des SiGe-Planes wird in der „Erläuterung zur BaustellV" vom 15.01.1999 auf die erforderlichen Arbeitsschritte hingewiesen. In Bild 2.2 sind die nötigen Arbeitsschritte um den SiGe-Plan im Einzelnen zu erstellen angegeben. Das übersichtlich und verständlich dargestellte Ergebnis dieser Arbeitsschritte stellt den fertigen SiGe-Plan dar.

Arbeitsschritte		Inhalte des SiGe-Planes
Planung der Ausführung		
Bestandsaufnahme zum Bauvorhaben (Beschreibung, Gutachten, Pläne, Genehmigungen etc.) und Erfassung aller Tätigkeiten (Gewerke) und ggf. anderweitiger betrieblicher Tätigkeiten auf dem Gelände entsprechend der vorgesehenen Bauablaufplanung.	⇒	• Auflistung aller Tätigkeiten (Gewerke) unter Berücksichtigung ihres zeitlichen Ablaufes (ggf. in Anlehnung an den Bauablaufplan, z. B. in Form eines Balkendiagramms).
⇓		
Festlegung der wesentlichen tätigkeits- (gewerks-) spezifischen Maßnahmen (einschließlich der Maßnahmen für „besonders gefährliche Arbeiten" nach Anhang II BaustellV). Ermittlung der Auswirkungen auf spätere Arbeiten an der baulichen Anlage für die Unterlage nach § 3 Abs. 2 Nr. 3 BaustellV.	⇒	• Erforderliche Maßnahmen, Verweise auf die anzuwendenden Arbeitsschutzbestimmungen. • Verweise auf Pläne und Anweisungen.
⇓		
Ermittlung und Beurteilung möglicher gegenseitiger Gefährdungen, die sich aus örtlicher und zeitlicher Nähe ergeben.	⇒	• Koordinierungsmaßnahmen zur Beseitigung bzw. Minimierung der gegenseitigen Gefährdungen (z. B. Regelungen bei Schweiß- und Montagearbeiten).
⇓		
Festlegung baustellenspezifischer Maßnahmen (z. B. Regelungen zur Ersten Hilfe, Rettungsmaßnahmen, Brandschutz, Verkehrs-, Flucht- und Rettungswege) und Koordinierung der erforderlichen (Sicherheits-) Einrichtungen unter Berücksichtigung des Bauablaufs (z. B. Sozialeinrichtungen, Einrichtungen zur Ersten Hilfe, Baustromverteilung, Seitenschutz, Gerüste) und ggf. vorliegender Gefährdungsbeurteilungen der beteiligten Unternehmen.	⇒	• Verweise auf baustellenspezifische Regelungen. • Einrichtungen, die zur Verwendung durch mehrere Gewerke geplant sind bzw. gestellt werden. • Ausschreibung der gemeinsam genutzten Einrichtungen einschließlich deren Vorhaltung bzw. Überprüfung.
⇓ **Ausführung**		
Überprüfung der festgelegten Maßnahmen bei erheblichen Änderungen in der Bauausführung während der gesamten Planung der Ausführung sowie der Ausführung des Bauvorhabens.	⇒	• Fortschreibung durch Anpassung bzw. Änderung der Angaben.

Bild 2.2: Arbeitsschritte zur Erstellung des SiGe-Planes (aus „Erläuterung zur Baustellenverordnung")

2.3.8 SiGe-Koordinator

2.3.8.1 Bestellung

Gemäß § 3 BaustellV sind ein oder mehrere „geeignete Koordinatoren" zu bestellen, falls Beschäftigte mehrerer Arbeitgeber auf Baustellen tätig werden. Der Bauherr oder der von ihm nach § 4 beauftragte Dritte kann die Aufgaben des Koordinators selbst wahrnehmen. Zur Unterscheidung zu anderen koordinierenden Personengruppen wird im Folgenden der Koordinator nach BaustellV als „SiGe-Koordinator" bezeichnet.

Die Bestellung muss so rechtzeitig erfolgen, dass die in der Planungsphase geforderten Aufgaben durch den SiGe-Koordinator auch erfüllt werden können.[1]

Die Forderung nach Bestellung von SiGe-Koordinatoren gilt unabhängig davon, ob die Beschäftigten mehrerer Arbeitgeber gleichzeitig oder nacheinander tätig werden. Das hat praktische ökonomische Gründe: Bei Abzug eines Arbeitgebers sollen geeignete, vorhandene Arbeitsschutzeinrichtungen erhalten bleiben, damit sie von später eingesetzten Beschäftigten weiter benutzt werden können.

Die BaustellV legt fest, dass SiGe-Koordinatoren in den beiden Zeitabschnitten tätig werden, die auch beim SiGe-Plan unterschieden werden, nämlich

- in der Planungsphase und
- in der Ausführungsphase.

Danach sind zu unterscheiden:

1. SiGe-Koordinator für Planungsphase („Planungskoordinator" im österr. BauKG) und
2. SiGe-Koordinator für Ausführungsphase („Baustellenkoordinator" im österr. BauKG).

SiGe-Koordinatoren nach 1. und 2. können, müssen jedoch nicht identisch sein.

2.3.8.2 Geeignetheit der SiGe-Koordinatoren

Die BaustellV fordert weder einen besonderen Qualifizierungsnachweis für SiGe-Koordinatoren noch erläutert sie das für SiGe-Koordinatoren postulierte Prädikat „geeignet".[2]

---

[1] Das österreichische BauKG legt fest, dass die Bestellung schriftlich zu erfolgen hat.

[2] Das österreichische BauKG geht hier weiter. § 3 Abs. 3 BauKG fordert: „Als Koordinator darf nur eine Person bestellt werden, die über eine einschlägige Ausbildung und eine einschlägige Berufserfahrung verfügt. Dazu zählen insbesondere Baumeister und Personen, die ein Universitätsstudium, ein Fachhochschulstudium, eine höhere technische Lehranstalt oder eine vergleichbare Ausbildung jeweils auf dem Gebiet des Hoch- oder Tiefbaus erfolgreich abgeschlossen haben und mindestens dreijährige einschlägige betriebliche Tätigkeiten nachweisen können."

Dem gegenüber ist der Wunsch der Bauherrn nach bestimmten Kriterien zur Überprüfung der Geeignetheit verständlich. Erst eine solche Liste von Mindestqualifikationen wird dem Bauherrn helfen, wie er sich im Rahmen seiner Organisationsverantwortung von der Eignung des zu bestellenden SiGe-Koordinators überzeugen kann. Dazu dienen die weiteren Anmerkungen.

Hinsichtlich der Anforderungsprofile an SiGe-Koordinatoren sind nicht nur die verschiedenen Erfordernisse in der Planungs- und in der Ausführungsphase zu berücksichtigen, sondern ganz wesentlich auch die Art und der Umfang der jeweiligen Baumaßnahmen. Damit ergibt sich zwangsläufig eine große Bandbreite an Anforderungen.

In *Frankreich* wurde dieses Problem durch die Schaffung eines Berufsbildes für den so genannten „Baukoordinator" gelöst, das auf drei Niveaus aufgeteilt wurde.

Berufsbild Baukoordinator in Frankreich

Berechnung	**Niveau 1**	**Niveau 2**	**Niveau 3**
Arbeitsvolumen (AV) in Arbeitsstunden, ausgedrückt als Mann-Tage (MT)	AV > 10000 MT	AV > 500 MT oder > 30 Tage und > 20 Beschäftigte gleichzeitig	AV < 500 MT oder < 30 Tage und < 20 Beschäftigte gleichzeitig
Ausgedrückt in anwesenden Arbeitgebern (AG)	> 5 Arbeitgeber im Ing.-bau und Tiefbau bzw. > 10 AG im Hochbau	2	2

Entsprechend dem erforderlichen Niveau wurden in Frankreich Ausbildungsprogramme mit folgenden Ausbildungszeiten festgesetzt:

Niveau 1	15 Tage (etwa 100 h)
Niveau 2	10 Tage (etwa 70 h)
Niveau 3	3 - 5 Tage (etwa 20 - 35 h)

In *Deutschland* liefert die BaustellV keine klaren Forderungen. Erst Ende 1999 konkretisierte das Bundesministerium für Arbeit und Sozialordnung die Anforderungen an die Geeignetheit der SiGe-Koordinatoren, und zwar durch die Veröffentlichung „Bestellung eines geeigneten Koordinators - Eine Hilfe für den Bauherrn". Danach sind für den SiGe-Koordinator - in Abhängigkeit von Art und Umfang der Baustelle - folgende Mindestqualifikationen in Betracht zu ziehen:

SiGe-Koordinatoren müssen

1. baufachliche Kenntnisse durch eine fundierte Ausbildung nachgewiesen haben, d. h. sie müssen Bauingenieur oder Architekt sein (unter bestimmten Voraussetzungen - z. B. bei kleineren Baustellen - sind auch Techniker oder Meister möglich),
2. über eine entsprechende Berufserfahrung auf Baustellen verfügen, nämlich mehrjährige Tätigkeit in der Objektplanung (für Tätigkeit in der Planungsphase) bzw. mehrjährige Tätigkeit in der Bauüberwachung (für Tätigkeit in der Ausführungsphase), und
3. Grundkenntnisse auf dem Gebiet der Sicherheit und des Gesundheitsschutzes auf Baustellen haben.

Der Bauherr sollte sich vom Vorhandensein der Kenntnisse und Erfahrungen, z. B. anhand von Lehrgangsbescheinigungen, Zeugnissen oder Referenzen überzeugen. Außerdem wird eine Bescheinigung über die Teilnahme an einem SiGe-Koordinatoren-Lehrgang erwartet. Ein Beispiel einer Bescheinigung ist in Kap. 10 aufgeführt.

Die verschiedenen Niveaustufen der SiGe-Koordinatoren richten sich im Wesentlichen nach den spezifischen Gegebenheiten und den Schwierigkeiten des jeweiligen Bauvorhabens.

Dabei sind vernünftigerweise folgende Kriterien zu beachten:

- Art der Baustelle (z. B. Wohnhaus, Lagerhalle, Industriebau, Kraftwerk, Hochbehälter, Spannbeton-Brücke, Baustelle innerhalb einer Chemiefabrik);
- Umfang der Baustelle (z. B. kleines oder großes Arbeitsvolumen, Einsatz nur weniger oder vieler Arbeitgeber, eines oder mehrerer Ingenieurbüros);
- Handelt es sich um Sonderbauten? (z. B. Abriss eines Kernkraftwerkes);
- Kommen „gefährliche Arbeiten" im Sinne von Anhang II BaustellV vor? (z. B. Tunnel- und Stollenbauarbeiten, Lockersprengungen, Wasserbauarbeiten, Baustelle mit Versetzen von Fertigteilen > 10 t Einzelgewicht)

Um die Treffsicherheit bei der Auswahl zu erhöhen, werden drei Beispiele aufgezeigt, die sich an konkreten Baustellentypen orientieren. Hierfür werden die notwendigen Anforderungen auf baufachlichem und arbeitsschutzfachlichem Gebiet sowie die Zeiten der Erfahrung in der Planung und/oder Ausführung festgelegt. Bild 2.3 fasst in einer Übersicht die drei Beispiele zusammen.

	Baustellentyp Beispiele	baufachlich	arbeitsschutzfachlich	Erfahrungen	Bemerkungen
1	Kleinere Häuser, Anliegerstraßen in Neubaugebieten, vorbeugende Instandhaltungen bei Wasser, Gas und Strom	Architekt, Ingenieur, Techniker, Meister	FaSi oder Kenntnisse und Erfahrungen in Vorschriften	etwa 2 Jahre in Planung und/oder Ausführung	• Geringe Planungserfordernisse • wenig beteiligte Unternehmen • geringe bauartspezifische Anforderungen
2	Mehrfamilienhäuser, Wohnhaussiedlungen, Bürohausbauten mittlerer Größe, Kanalbau, Regenrückhaltebecken, einzelne Brückenbauwerke, Straßen mit mittleren verkehrstechnischen Anforderungen	Architekt, Ingenieur, für Ausführungsphase Techniker, Meister	FaSi oder Kenntnisse und Erfahrungen in Vorschriften	etwa 3 Jahre in Planung und/oder Ausführung	• Umfangreiche Planungserfordernisse • viele beteiligte Unternehmen • große bauartspezifische Anforderungen
3	Flughäfen, Kraftwerke, Industrie-Anlagen, Tunnel, Talsperren, Straßen mit viel Verkehrstechnik	Architekt, Ingenieur	FaSi oder Kenntnisse und Erfahrungen in Vorschriften	etwa 5 Jahre in Planung und/oder Ausführung	• Sehr hohe Planungserfordernisse • sehr viele beteiligte Unternehmen • umfangreiche und komplexe bauartspezifische Anforderungen

Erläuterung: FaSi = „Fachkraft für Arbeitssicherheit" entsprechend dem deutschen Arbeitssicherheitsgesetz vom 12.12.1973.

Bild 2.3: Drei Beispiele für die erforderliche Kompetenz des SiGe-Koordinators (aus „Bestellung eines geeigneten Koordinators - Eine Hilfe für den Bauherrn", Bundesministerium für Arbeit und Sozialordnung)

2.3.8.3 Aufgaben des SiGe-Koordinators in der Planungsphase

Zeitpunkt des Einsatzes

Der in der BaustellV gewählte Begriff „Planung der Ausführung des Bauvorhabens", das heißt also Planungsphase, in der der SiGe-Koordinator tätig werden soll, ist in der BaustellV nicht eindeutig definiert. Um die BaustellV jedoch optimal erfüllen zu können, muss die Leistung des SiGe-Koordinators zeitlich innerhalb der Planungsphase, und zwar „nach der Genehmigung und vor der Ausschreibung" angesiedelt werden. Es entspräche nicht dem Sinn der BaustellV, wenn die Arbeit des SiGe-Koordinators erst bei der oder gar nach der Vergabe begänne.

Für den gemeinten Planungszustand liefert die Honorarordnung für Architekten und Ingenieure (HOAI) eine brauchbare und detaillierte Beschreibung und zwar mit dem Begriff Phase 5: „Ausführungsplanung" durch § 15 (für Gebäude) und durch § 55 (für Ingenieurbauwerke). Nur in dieser Phase 5 kann noch auf die Vertragsgestaltung Einfluss genommen werden, z. B. auf Verbau, Absturzsicherungen, Gerüste, andere Sicherheitseinrichtungen und auf die erforderlichen Vorhaltungen für andere Gewerke.

Aufgaben

Die Aufgaben des SiGe-Koordinators in der Planungsphase sind die folgenden:

- Berücksichtigung der allgemeinen Grundsätze gemäß § 4 Arbeitsschutzgesetz, u. a. bei der Bemessung der Ausführungszeiten,
- Abstimmung der vorgesehenen Sicherungsmaßnahmen für die einzelnen Gewerke,
- Ausarbeitung des SiGe-Planes (dafür kann auch ein geeigneter „Dritter" beauftragt werden),
- Zusammenstellung einer Unterlage, mit der bereits vor der Ausschreibung ein Konzept darüber aufgestellt wird, wie spätere Arbeiten am Bauwerk in der Nutzungsphase sicher und gesundheitsgerecht durchgeführt werden können.

Aufgrund dieses Aufgabenkatalogs ergibt sich für den SiGe-Koordinator in der Planungsphase das in Bild 2.4 dargestellt Leistungsbild:

Koordinieren	Belange von Arbeitssicherheit und Gesundheitsschutz zwischen den Verantwortlichen für • architektonische Planung (Entwurfsverfasser), • technische Planung (Sonderfachleute) und • organisatorische Planung (Bauablaufplanung, Bauordnung) koordinieren.
Erfassen	Bestandsaufnahme aller Gewerke und evtl. andere Tätigkeiten auf dem Gelände unter Berücksichtigung ihres Ablaufs.
Ermitteln	Sicherheitsrisiken und Gesundheitsschutzaspekte bei Vorplanung, Entwurfsplanung und Werkplanung analysieren, dabei Lösungsmöglichkeiten aufzeigen.
Ausarbeiten	*SiGe-Plan* aufgrund der vorgenommenen Analyse ausarbeiten.
Feststellen	Wechselwirkungen verschiedener betrieblicher Tätigkeiten aufspüren und dokumentieren.
Mitwirken	An der Ausarbeitung der *Baustellenordnung* mitwirken.
Hinwirken	Vorüberlegungen zur Baustelleneinrichtung anstellen und dabei auf die Berücksichtigung notwendiger SiGe-Maßnahmen hinwirken.
Beraten	Nötige spätere Arbeiten an der baulichen Anlage (innerhalb der Nutzungsphase) ermitteln und danach bei der Planung dauerhafter einwandfreier Wartungseinrichtungen beraten.
Zusammenstellen	Unterlage mit den Merkmalen des Bauwerks für eine sichere Durchführung von Instandhaltungsarbeiten in der Nutzungsphase zusammenstellen.
Überprüfen	Erfolgt Umsetzung des SiGe-Planes in den Planungsunterlagen? Wird der SiGe-Plan laufend angepasst?
Hinwirken	Auf die Aufnahme des SiGe-Planes und anderer Sicherheits-Elemente in die Planungs- und Ausschreibungsunterlagen hinwirken. Bei der Formulierung der erforderlichen SiGe-Leistungen mithelfen.
Hinwirken	Auf das richtige Erstellen der Vergabunterlagen unter SiGe-Aspekten mit Formulierungshilfen bei den SiGe-Leistungen hinwirken.
Beraten	Bauherrn bei der Terminplanung im Hinblick auf angemessene Ausführungszeiträume unter SiGe-Aspekten beraten.
Mitwirken	Bei der Vergabe und bei der Prüfung der Angebote mitwirken, und zwar unter Beachtung der SiGe-Aspekte und der notwendigen Ausführungszeiten.
Anpassen	Ständige Anpassung des SiGe-Planes aufgrund notwendiger Änderungen.
Einweisen	Einweisen des SiGe-Koordinators für die Ausführungsphase mit Übergabe aller vorliegender Papiere.

Bild 2.4: Leistungsbild für die Koordination in der Planungsphase

Anmerkungen zur Bewältigung

Um diese Leistungen erbringen zu können, hat der SiGe-Koordinator viele Überlegungen anzustellen, von denen beispielhaft die folgenden aufgeführt werden:

- Ist das Baufeld ausreichend erkundet worden? (Baugrundverhältnisse, Freileitungen, Versorgungsleitungen, Kabel)
- Liegen kontaminierte Bereiche vor? (Untergrund, Gebäude, Einrichtungen)
- Müssen für Erdarbeiten besondere Standsicherheitsnachweise in Auftrag gegeben werden? (Böschungen, Verbau, Unterfangungen)
- Kommen „besonders gefährliche Arbeiten" entsprechend Anhang II BaustellV vor? (siehe Kapitel 2.3.7)
- Welche sicherheitstechnischen Einrichtungen können von mehreren Gewerken gemeinsam benutzt werden?
  Sind sie gesondert auszuschreiben?
  (Musterausschreibungsmappen hierzu wurden von den Berufsgenossenschaften der Bauwirtschaft erstellt)
- Kommen alternative Lösungen in Frage? Welche Auswirkungen haben solche Lösungen auf das Bauvorhaben?
- Ist ein Umgang mit Gefahrstoffen zu erwarten? Können Gefahrstoffe durch andere Verfahren vermieden werden?
- Besteht aufgrund der gewonnenen Erkenntnisse Beratungsbedarf für den Bauherrn und für die Ausschreibenden?
- Sind die Sicherheitseinrichtungen für Arbeiten an Fassaden eingeplant und ausreichend?
- Sind Montageanweisungen für Montagearbeiten vorhanden?
- Sind bei Abbrucharbeiten die erforderlichen Abbruchpläne vorhanden? Sind die Abbruchverantwortlichen bestellt worden?
- Sind alle sicherheitstechnischen Einrichtungen für die spätere Instandhaltung eingeplant worden? Ergeben sich dadurch an der baulichen Anlage konstruktive Ergänzungen?

2.3.8.4 Aufgaben des Koordinators in der Ausführungsphase

Die Aufgaben des SiGe-Koordinators in der Ausführungsphase sind die folgenden:

- Koordinierung der Anwendung der allgemeinen Grundsätze gemäß § 4 Arbeitsschutzgesetz,
- Überwachung, dass Arbeitgeber und Unternehmer ohne Beschäftigte ihre Pflichten nach BaustellV erfüllen,
- Anpassung des SiGe-Planes bei (erheblichen) Änderungen in der Ausführung,
- Organisierung der Zusammenarbeit der Arbeitgeber und entweder als Koordinator selbst zu überwachen, ob die Arbeitgeber die Arbeitsverfahren ordnungsgemäß anwenden, oder die Überwachung zu koordinieren.

Um diese Aufgaben bewältigen zu können, hat der Koordinator u. a. folgende Überlegungen anzustellen:

- Sind alle Arbeitsschutzmaßnahmen der einzelnen Unternehmer aufeinander abgestimmt?
- Sind gemeinsam genutzte Sicherheitseinrichtungen in ordnungsgemäßem Zustand? Wer ist für die Wiederherstellung des sicheren Zustandes verantwortlich?
- Ist für gemeinsam genutzter Gerüste gewährleistet, dass für die einzelnen Nutzer ausreichend Sicherheit besteht?
- Sind Gefahrenstellen gekennzeichnet?
- Sind die Wechselwirkungen mit den betrieblichen Tätigkeiten auf dem Baugelände berücksichtigt? (Baustellen auf Werksgelände oder innerhalb von Produktionsbetrieben; Baustellen neben Baustellen)
- Liegen für die Beschäftigten geeignete Anweisungen vor? Sind sie den Beschäftigten bekannt gemacht worden? Wie geht man vor, wenn Neulinge hinzukommen?
- Wird der SiGe-Plan ausreichend aktualisiert?

2.3.9 Pflichten der Arbeitgeber

Die Systematik des deutschen Arbeitsschutzrechts verlangt schon seit jeher, dass die Verpflichtung zur Beachtung der Arbeitsschutzvorschriften den Arbeitgeber trifft. In § 5 BaustellV wird diese Regelung noch einmal wiederholt. Durch die BaustellV hat der Arbeitgeber zusätzlich die Pflicht,

1. die Hinweise des Koordinators zu berücksichtigen,
2. den SiGe-Plan zu berücksichtigen und
3. die Arbeitsschutzmaßnahmen zu treffen, die sich aus den Wechselwirkungen mit den betrieblichen Tätigkeiten auf dem Gelände, z. B. bei Bauarbeiten in Produktionsbetrieben, ergeben.

Handelt ein Arbeitgeber nicht entsprechend den Hinweisen des Koordinators, sollte dieser den Bauherrn oder den nach § 4 beauftragten Dritten informieren.

§ 5 Abs. 3 BaustellV führt aus, dass die Verantwortung der Arbeitgeber für die Erfüllung ihrer Arbeitsschutzpflichten durch die §§ 2 und 3 BaustellV nicht berührt wird. Damit wird unterstrichen, dass der Arbeitgeber sich nicht dadurch entlasten kann, nur die in den §§ 2 und 3 BaustellV getroffenen Regelungen zu erfüllen.

Vielmehr hat der Arbeitgeber die Pflicht, den Arbeitsschutz in seinem Betrieb zu organisieren und durchzusetzen. So ist er insbesondere gemäß § 5 ArbSchG zu einer Beurteilung der Arbeitsbedingungen seiner Beschäftigten verpflichtet. Dabei sind die Angaben im SiGe-Plan zu berücksichtigen.

2.3.10 Pflichten sonstiger Personen

Sonstige Personen sind Unternehmer ohne Beschäftige, die selbst auf der Baustelle tätig werden. Beispiele: Allein arbeitende Handwerker, wie Maler- oder Schlossermeister.

Nach § 6 BaustellV muss auch diese Personengruppe, genauso wie die auf der Baustelle arbeitenden Arbeitgeber, die Arbeitsschutzvorschriften einhalten und die Hinweise des Koordinators und den SiGe-Plan berücksichtigen.

Durch diese Regelung wird der Kreis für alle auf der Baustelle tätigen Personen geschlossen.

Die *Beschäftigten* sind in der BaustellV nicht gesondert erwähnt. Das ist auchnicht nötig, weil deren Pflichten bereits ausreichend im Arbeitsschutzgesetz beschrieben sind.

Aus Gründen einer zusammenfassenden Darstellung werden nachfolgend die wichtigsten Beispiele der Pflichten von Beschäftigten mit Quellenangabe dargestellt:

- § 15 ArbSchG
  Beschäftigte haben gemäß Weisung und Unterweisung des Arbeitgebers für ihre Sicherheit und Gesundheit bei der Arbeit zu sorgen.
  Beschäftigte haben für die Sicherheit und den Gesundheitsschutz der Personen zu sorgen, die von ihren Handlungen oder Unterlassungen betroffen sind.
  Die zur Verfügung gestellten persönlichen Schutzausrüstungen sind bestimmungsgemäß zu verwenden.
- § 16 ArbSchG
  Beschäftigte müssen festgestellte erhebliche Gefahren melden.
  Sie haben den Arbeitgeber darin zu unterstützen, dass Sicherheit und Gesundheitsschutz gewährleistet bleibt.

2.3.11 Die Unterlage

Bei der „Unterlage“ handelt es sich um eine im deutschen Arbeitsschutzrecht bisher unbekannte Besonderheit.

§ 3 Abs. 2 Satz 3 BaustellV gibt Antwort auf die Frage zum Ersteller und zum Inhalt.

1. Ersteller: Der SiGe-Koordinator in der Planungsphase hat die Unterlage zusammenzustellen.
2. Inhalt: Die Unterlage hat die „erforderlichen, bei möglichen späteren Arbeiten an der baulichen Anlage zu berücksichtigenden Angaben zu Sicherheit und Gesundheitsschutz“ zu enthalten, mit anderen Worten: die Merkmale des Bauwerks und die Beschreibung sicherer Arbeitsplätze für spätere Arbeiten.

Die Unterlage ist also eine Darstellung, wie spätere Arbeiten an der baulichen Anlage, z. B. bei Wartungs- und Instandsetzungsarbeiten, sicher und reibungslos durchgeführt werden können.

Dieser Forderung liegen folgende Gedanken zugrunde:

1. In der Gebrauchsphase eines jeden Bauwerks ist eine ständige Pflege und Instandhaltung nötig.
2. Wenn bereits von Anfang an alle Einrichtungen für Pflege-, Wartungs- und Instandhaltungsarbeiten geplant und installiert sind, sind die Voraussetzungen für sichere Arbeitsplätze gegeben.
3. Für den Bauherrn ergeben sich aus 1. und 2. für die Nutzungsphase weitere, wirtschaftliche Vorteile, wie ungestörter Betrieb, geringere Kosten und kürzere Dauer von späteren Arbeiten sowie bessere Qualität.

Voraussetzung für die Erstellung

Die Unterlage muss gemäß § 3 BaustellV nur dann erstellt werden, wenn auf der Baustelle mehrere Arbeitgeber tätig werden.

Sicherheitstechnische Hinweise können ebenso erforderlich sein, wenn die Arbeiten nur von einem Arbeitgeber ausgeführt werden. Hierfür ist nach BaustellV die Erstellung einer Unterlage jedoch nicht gefordert. Dieser Unterschied dürfte sich in der Praxis nur sehr selten auswirken, weil die meisten Bauwerke ohnehin von mehreren Arbeitgebern ausgeführt werden.

Lebensweg der Unterlage

Der Lebensweg der Unterlage ist folgender:

- Beginn der Zusammenstellung in der Planungsphase,
- Fortschreibung bei Planungsänderungen,
- Fortschreibung bei Änderungen während der Ausführungsphase und
- Übergabe an den Bauherrn nach Beendigung des Bauvorhabens.[1]

Gestaltung der Unterlage

Hinsichtlich Gliederung, Umfang und äußerem Erscheinungsbild der Unterlage gibt die BaustellV keine Hinweise. Als Handlungsanweisung für die Erstellung der Unterlage haben die Berufsgenossenschaften der Bauwirtschaft den „Leitfaden zur Erstellung einer Unterlage für spätere Arbeiten am Bauwerk“ erstellt. Dieser Leitfaden enthält Kataloge für

- spätere Arbeiten an Außenanlagen,
- Hochbauten und
- Ingenieurbauwerke im Zuge von Straßen und Plätzen

mit den entsprechenden Hinweisen auf Gefährdungen und sicherheitstechnische Einrichtungen.

---

[1] Gemäß österreichischem BauKG hat der Bauherr dafür zu sorgen, dass die Unterlage für die Dauer des Bestandes des Bauwerkes in geeigneter Weise aufbewahrt wird.

2.3.12 Ordnungswidrigkeiten, Strafbarkeiten

Nach § 7 Abs. 1 BaustellV handelt ordnungswidrig, wer vorsätzlich oder fahrlässig

- der zuständigen Behörde eine Vorankündigung nicht oder nicht rechtzeitig übermittelt,
- nicht dafür sorgt, dass vor Einrichtung einer Baustelle ein SiGe-Plan erstellt wird.

Diese Ordnungswidrigkeiten können mit Geldbußen bis zu 10.000 DM geahndet werden.

Verschärfend legt § 7 Abs. 2 fest:

> Wer durch eine in § 7 Abs. 1 bezeichnete vorsätzliche Handlung Leben und Gesundheit eines Beschäftigten gefährdet, ist nach § 26 Nr. 2 ArbSchG strafbar. Es kommt eine Freiheitsstrafe bis zu einem Jahr oder eine Geldstrafe in Frage.

Arbeitgeber werden dadurch, dass den Bauherrn nach BaustellV eigene Pflichten treffen, von Ihren Pflichten, z. B. nach ArbSchG, *nicht* befreit.

2.3.13 Welche positiven Effekte bringt die BaustellV für den Bauherrn?

Durch die Maßnahmen der BaustellV können sich für den Bauherrn z. B. folgende positiven Effekte ergeben:

- Verminderungen der Unfallgefahren
  - während der Bauzeit
  - während der Nutzungsphase.
- Verbesserte Kostentransparenz.
  Schon in der Ausschreibung wird auf notwendige und gegebenenfalls gemeinsam zu nutzende Einrichtungen verwiesen, deren nachträgliche Berücksichtigung das Bauvorhaben verteuern würde.
- Optimierung des Bauablaufs durch
  - Vermeidung von Störungen,
  - Verminderung des Risikos der Bauzeitüberschreitung,
  - Erhöhung der Qualität der geleisteten Arbeit.
- Reduzierung der Kosten
  - durch gemeinsam genutzte Sicherheitseinrichtungen und
  - bei späteren Wartungs- und Instandsetzungsarbeiten am Bauwerk, da in der Planungsphase bereits die erforderlichen Vorkehrungen für spätere Arbeiten berücksichtigt und in einer Unterlage dokumentiert werden.

2.3.14 Koordinatoren im deutschen Recht

Hinsichtlich der Koordination beim Vorhandensein verschiedener Arbeitgeber wird in Deutschland kein gesetzliches Neuland betreten.

Schon seit langem gibt es für die Regelung des Miteinanders auf Baustellen allgemeine Koordinationspflichten und zwar durch die Landesbauordnungen und die VOB Teil B. Darüber hinaus werden unter Arbeitsschutz-Aspekten spezielle Koordinationspflichten gefordert, und zwar durch das Arbeitsschutzgesetz und die Unfallverhütungsvorschrift „Allgemeine Vorschriften". Der Vollständigkeit halber seien noch die „Regeln für Sicherheit und Gesundheit bei der Arbeit - Kontaminierte Bereiche" (BGR 128, früher ZH 1/183) erwähnt.

Einen Überblick zu Details der genannten Vorschriften, aus denen sich Koordinationspflichten auf Baustellen ergeben, zeigt Bild 2.5.

2.3.15 Zusammenfassung

Die Baustellenverordnung vom 10. Juni 1998 trat am 1. Juli 1998 in Kraft. Sie wendet sich erstmals im deutschen Arbeitsschutzrecht direkt an den Bauherrn als Veranlasser von Bauvorhaben. Dem Bauherrn werden verschiedene Verpflichtungen auferlegt, wie

- Berücksichtigung der allgemeinen Grundsätze des § 4 ArbSchG,
- Vorankündigung größerer Baustellen (falls bestimmte Voraussetzungen vorliegen),
- Erstellung eines Sicherheits- und Gesundheitsschutzplanes (falls bestimmte Voraussetzungen vorliegen),
- Bestellung von SiGe-Koordinatoren (beim Tätigwerden mehrerer Arbeitgeber) und
- Zusammenstellung einer Unterlage (beim Tätigwerden mehrerer Arbeitgeber).

Für den Baustellen-Praktiker ist die Koordinationspflicht beim Vorhandensein verschiedener Arbeitgeber nichts Neues. Bereits das Arbeitsschutzgesetz, die Dachvorschrift für die Baustellenverordnung, schreibt in § 8 die Koordinierung als Pflicht der jeweiligen Arbeitgeber, d. h. der Bauunternehmer, vor. Neu in der Baustellenverordnung ist lediglich, dass die Koordination (und Erstellung des SiGe-Planes) bereits im Planungsstadium beginnen soll und dass dafür der Bauherr verantwortlich gemacht wird.

Durch die **Baustellenverordnung** wird ab 01.07.98 der **SiGe-Koordinator** eingeführt. Daneben sind hinsichtlich der Koordinationspflichten folgende Regelungen zu beachten:

Allgemeine Koordinationspflichten

LBO Baden-Württemberg § 45 Bauleiter
U. a. hat der **Bauleiter** „auf den sicheren bautechnischen Betrieb der Baustelle, insbesondere auf das gefahrlose Ineinandergreifen der Arbeiten der Unternehmer zu achten; die Verantwortlichkeit der Unternehmer bleibt unberührt."

VOB/B § 4 Abs. 1 Nr. 1
Verpflichtung des **Bauherrn** (Auftraggeber), für die Aufrechterhaltung der allgemeinen Ordnung auf der Baustelle zu sorgen und das Zusammenwirken der verschiedenen Unternehmer zu regeln.

Koordinationspflichten unter Arbeitsschutz-Gesichtspunkten

ArbSchG § 8
Pflicht der **Arbeitgeber** zur Koordinierung und Zusammenarbeit, zur gegenseitigen Unterrichtung, zur Unterrichtung der Beschäftigten und zur Abstimmung der Maßnahmen zur Verhütung von Gefahren.

BGV A1 (VBG 1) Allgemeine Vorschriften § 6 Abs. 1
Vergibt ein **Unternehmer** Arbeiten an andere Unternehmer, hat er - soweit zur Vermeidung gegenseitiger Gefährdung nötig - eine Person für die Koordinierung zu bestimmen und diese Person mit Weisungsbefugnis auszustatten.

Regeln für Sicherheit und Gesundheitsschutz bei der Arbeit in kontaminierten Bereichen (BGR 128, früher ZH 1/183) Abschn. 5
Der Bauherr muss einen **Koordinator** schriftlich bestellen. Der Koordinator muss Sachkundenachweis durch Teilnahme an einem berufsgenossenschaftlichen Lehrgang mit vorgeschriebenem Programm (32 Lehreinheiten) erfüllen.

Anmerkung: Die Aufgaben dieses BGR 128-Koordinators sind zum Teil spezieller als im Falle des SiGe-Koordinators nach BaustellV. Trotzdem gilt, dass der Koordinator nach BGR 128 nicht per se die Anforderungen eines Baustellen-Koordinators nach BaustellV erfüllt; das gleiche gilt auch umgekehrt.

Bild 2.5: Vorschriften zum Thema Koordinationspflichten auf Baustellen in Deutschland

Die Festlegung, bereits im Planungsstadium den Arbeits- und Gesundheitsschutz in die Überlegungen mit einzubeziehen und diese Aufgabe dem Bauherrn zuzuordnen, ist sinnvoll. Es war notwendig, in der Kette der am Bau Beteiligten die Personengruppe in die Pflicht zu nehmen, die von Anfang an mit dem Bauwerk verbunden ist. Ein Hin- und Herschieben der Verantwortlichkeiten mit der Gefahr, dass wichtige Elemente im Arbeits- und Gesundheitsschutz vergessen werden, soll es in Zukunft nicht mehr geben.

Die Baustellenverordnung installiert mit den Verpflichtungen für den Bauherrn im deutschen Arbeitsschutzrecht bisher unbekannte Elemente. Diese werden nicht nur zu einer Verbesserung von Sicherheit und Gesundheitsschutz der Beschäftigten auf Baustellen beitragen, sondern es werden auch Vorteile bei der Bauabwicklung und in der Nutzungsphase des Bauvorhabens erwartet, zum Beispiel durch verbesserte Termingestaltung, durch die Verringerung von Störungen und - damit im Gefolge - durch Kostenspareffekte.

3 Koordination in der Planungsphase - ein Erfahrungsbericht

Dipl.-Ing. Rainer Pfeiffer

3.1 SiGe-Koordinator - wer kommt dafür in Frage?

Da die BaustellV erst am 01.07.1998 in Kraft trat, kann hiermit noch nicht zu viel praktische Erfahrung gesammelt sein. Zu Anfang wurde das Werk von vielen eher belächelt oder nicht ernst genommen. Es gab viele Diskussionen über die Auslegung der Baustellenverordnung und deren praktische Umsetzung.

Wohl aus Kapazitätsgründen und aus einer verständlichen Unwissenheit heraus konnten auch die zuständigen Gewerbeaufsichtsämter ihren neuen Pflichten nicht nachkommen. Dies führte zu folgenden Fragen:

- Wer soll es machen?
- Wie viel darf es kosten?
- Wie muss die Verordnung in der Praxis umgesetzt werden?

Nur wenige Büros oder Einzelpersonen entschlossen sich, es einfach zu tun und die Antwort in der praktischen Umsetzung zu suchen. Erst die sehr spät erschienenen Erläuterungen zur Baustellenverordnung (herausgegeben im März 1999 vom Ministerium für Umwelt und Verkehr) konnten etwas Licht in das Dunkel bringen und weitere Grundsatzdiskussionen eindämmen.

Lehrgänge zum SiGe-Koordinator wurden am Anfang nur vereinzelt angeboten. Erst Ende 1998 begann man, sich über Umfang und Inhalte dieser Schulungen unter anderem mit den Bauberufsgenossenschaften zu verständigen. Dabei bezogen sich die Erfahrungen mit der SiGe-Koordination nur auf einzelne Großprojekte, und diese auch nur über einen relativ kurzen Zeitraum.

Aber erst bei der praktischen Umsetzung zeigen sich die Probleme und Konflikte im Detail. Wir sind in Deutschland leider noch (gemessen an der Zahl der Bauprojekte) in der Phase der Theorie, und die Praxis ist für die meisten noch eine Pionieraufgabe.

Die raue Wirklichkeit draußen auf der Baustelle zeigt oft ein anderes Bild und gibt häufig Randbedingungen vor, die nur schwer in Einklang mit der Baustellenverordnung zu bringen sind. So möchte ich hier nur einige Beispiele nennen:

1. Der SiGe-Koordinator wird oft spät und zu einem Zeitpunkt eingeschaltet, wo die Planung bereits abgeschlossen ist und die ersten Firmen auf der Baustelle tätig sind.

2. Der Übergang von der Planung zur Ausführung erfolgt bei der oft baubegleitenden Planung nicht von einem Tag auf den anderen, sondern nimmt häufig mehrere Monate in Anspruch.
3. Baustellenordnungen sind häufig auf Baustellen noch nicht vorhanden. Die Einhaltung der Baustellenordnung und des SiGe-Plans lässt zu wünschen übrig, besonders dann, wenn sich der Bauherr und andere Arbeitgeber bei ihren Baustellenbesichtigungen auch nicht daran halten.

Diese Liste ließe sich beliebig fortsetzen und soll lediglich aufzeigen, dass in den Details und in den speziellen Projektsituationen die Probleme bei der Umsetzung liegen.

Im folgenden werden Aspekte beleuchtet, die zu einer besseren praktischen Umsetzung beitragen können.

3.1.1 Widersprüche und Konflikte für den SiGe-Koordinator

Die neue Baustellenverordnung hat, zumindest auf den ersten Blick, im Baugewerbe eine neue Position geschaffen - den „SiGe-Koordinator" (im folgenden SiGeKo abgekürzt). Aufgrund dieser neuen Bezeichnung stellt sich schnell die Frage, wer soll oder wer muss diese neue Position ausfüllen? Bild 3.1 zeigt, wie der SiGe-Koordinator zu den am Bau Beteiligten zu sehen ist.

Abgesehen von der in der Baustellenverordnung formulierten Eignung, die ein SiGe-Koordinator haben muss (siehe Kapitel 2.3.8.2) werden zunächst die offensichtlichen Widersprüche, die bei einer solchen Tätigkeit auftauchen können, diskutiert.

Der Bauherr, aber auch alle anderen Projektbeteiligten, haben grundsätzlich das gleiche Ziel:
1. möglichst schnell die jeweiligen Leistungen zu erbringen und dadurch die vorgegebenen Termine einzuhalten und
2. die Kosten zu reduzieren oder mindestens einzuhalten. Das bedeutet für den Bauherrn, nicht mehr auszugeben als vorab berechnet, und für die Ausführenden heißt dies, keine Mehrkosten gegenüber den kalkulierten Kosten zu verursachen.

Demgegenüber stehen die Belange des Sicherheits- und Gesundheitsschutzes. Die Einhaltung dieser Vorschriften kostet zweifelsohne Geld, denn Sicherheit hat - wie Qualität - auch nun mal ihren Preis. In die entsprechende Ausbildung, in die notwendigen Einweisungen sowie in die Umsetzung dieser Vorschriften muss zu allererst investiert werden. Ob sich diese Investitionen letztendlich auszahlen werden, ist schwer zu belegen. Auszahlen hieße z. B., dass sich eventuell bei geringerer Unfallhäufigkeit, langfristig die Beiträge zu den Bauberufsgenossenschaften reduzieren und diese Kosteneinsparungen der Unternehmen zu günstigeren Angeboten führen könnten.

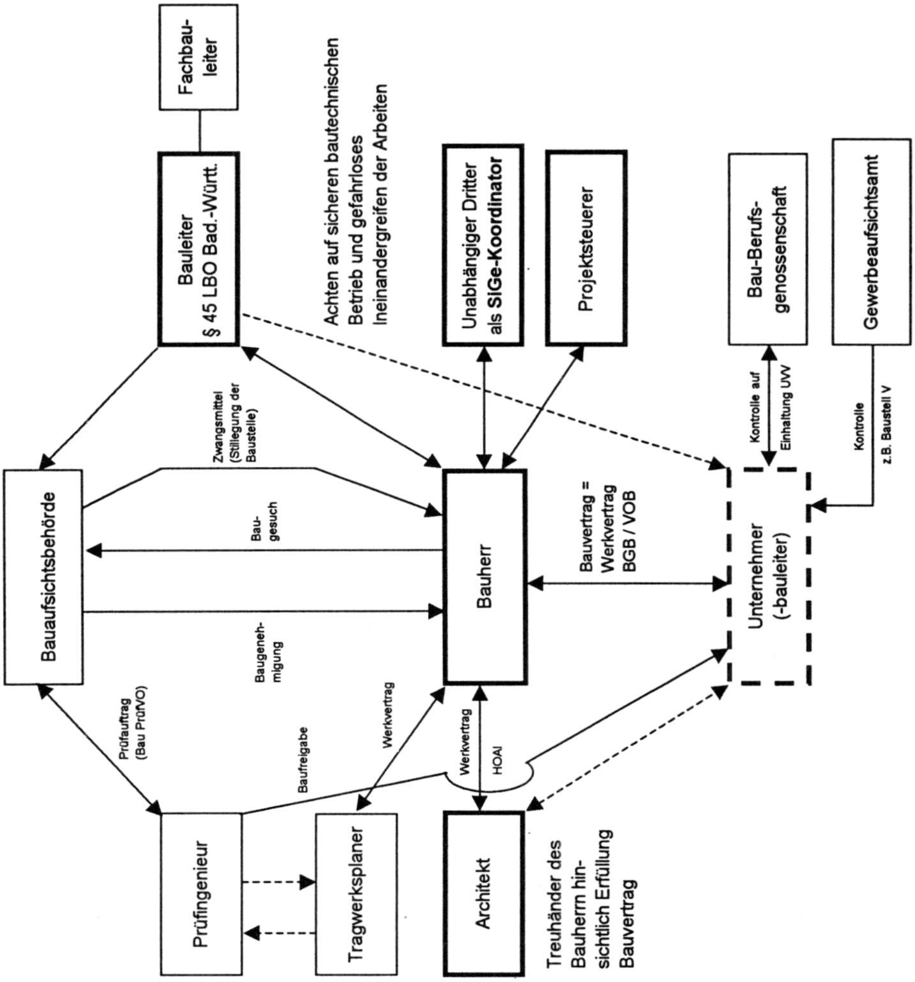

Bild 3.1 Die am Bau Beteiligten (in Anlehnung an Lehrgangsunterlagen des Instituts für Baubetriebswesen der TU Dresden, Auflage 1998, Hr. Prof. Dr.-Ing. R. Schach)

Unbestritten ist auf jeden Fall, dass durch Einführung des SiGe-Koordinators zuerst zusätzliche Kosten entstehen, die den Zielen der Kostenreduzierung auf den ersten Blick konträr gegenüberstehen. Zu den zusätzlichen Kosten gehören neben dem Honorar des SiGe-Koordinators auch eventuelle Auswirkungen seiner Tätigkeit, wie zum Beispiel Baustellenstilllegung bei Gefahr in Verzug oder das Entzerren des Bauablaufplans aufgrund gleichzeitig agierender Gewerke. Bild 3.2 zeigt den Kostenkonflikt.

Ziel des Bauherrn		Folgen der SiGeKo-Tätigkeit
• Genau kalkulierter Kostenrahmen • Einhaltung bzw. Minimierung der Kosten • Einhaltung der Termine	⇔	Schwer kalkulierbare Mehrkosten infolge: • Honorar (nach Aufwand) • Entzerrung des Bauablaufplans wegen gegenseitiger Gefährdung • eventuelle Baustellenstopps

Bild 3.2 Der Kostenkonflikt

Der SiGe-Koordinator befindet sich von Anfang an in einer schwierigen Position. Er sieht sich dem Vorwurf gegenüber, dass er für den Bauherrn die Projektkosten weiter in die Höhe treibt, und dies ohne sichtbaren Mehrwert.

Auf der einen Seite will der Bauherr Kosten einsparen und achtet auf genaue Termineinhaltung, auf der anderen Seite muss der SiGe-Koordinator aufgrund des ihm aufgebürdeten Haftungsrisikos seinen Aufwand und sein Honorar entsprechend kalkulieren. Aber ab wann ist welcher Aufwand im Sinne der Haftung ausreichend? Auf den ersten Blick keine beneidenswerte Aufgabe!

Es stellt sich die Frage, welche Personen für eine SiGeKo-Tätigkeit am besten geeignet sind.

3.1.2 Die möglichen SiGeKo

3.1.2.1 Der Bauherr

Die Baustellenverordnung zielt eindeutig auf den Bauherrn. Sie mahnt und erinnert ihn an seine Pflichten, die er eigentlich schon immer wahrzunehmen hatte. Häufig aber entledigte er sich seiner Koordinationspflicht gegenüber den Beteiligten, indem er einen Dritten, meistens den Architekten, damit beauftragte. Dies greift nun die Baustellenverordnung auf und gestattet dem Bauherrn ausdrücklich, einen Dritten mit den entsprechenden Aufgaben zu betrauen. Allerdings muss der Bauherr dafür Sorge tragen, dass dieser Dritte die notwendige Eignung und Qualifikation vorweist. Dieser speziellen Pflicht kann er sich nicht entziehen, und somit bleibt ihm hier immer ein entsprechendes Resthaftungsrisiko.

Die Verantwortung des Bauherrn für den Sicherheits- und Gesundheitsschutz, welche im Arbeitsschutzgesetz und in der LBO verankert ist, wurde nun vor allem erweitert durch

- eine frühzeitigere Beachtung bereits in der Planungsphase,
- die schriftliche Vorankündigung,
- die namentliche Bestellung eines Koordinators,
- das Aufstellen eines SiGe-Plans.

Gegen den Bauherrn als SiGe-Koordinator dürften aber folgende wesentlichen Punkte sprechen:

- Das fehlende Know-how
  Die meisten Bauherren bauen nicht häufig oder sogar nur einmal. Architekten und Projektsteuerer werden hinzugezogen, um das Bauwerk erfolgreich abzuwickeln und die gesteckten Ziele zu erreichen. Dem Bauherr fehlt die für einen SiGe-Koordinator geforderte Eignung, Qualifikation, Ausbildung und natürlich auch die entsprechende Erfahrung. Ausnahmen sind selbstverständlich Bauämter, Entwicklungsgesellschaften oder größere Bauabteilungen von Unternehmen und Investoren.
- Fehlende Ressourcen
  Selbst wenn die genannten Voraussetzungen gegeben wären, scheitert die Übernahme von SiGeKo-Leistungen meistens letztendlich daran, dass die nötige Manpower nicht vorhanden ist bzw. der Bauherr nicht genügend Zeit besitzt, um die Aufgaben im erforderlichen Umfang wahrzunehmen. Ganz abgesehen davon, dass der Bauherr oft überqualifiziert ist und somit die Kosten höher wären, als wenn man sich geschulter externer Spezialisten oder bereits am Projekt beteiligter Fachleuchte bedienen würde.

3.1.2.2 Unabhängige Dritte

In der Zwischenzeit gibt es eine Reihe von Beratungs- und Ingenieurbüros, die sich entweder auf die SiGe-Koordination spezialisiert oder aber dieses Thema in ihr Leistungsbild aufgenommen haben.

Wie überall, wenn neue Dienstleistungszweige entstehen und die gesetzlichen Verordnungen noch interpretationsbedürftig sind, versuchen sich auch „schwarze Schafe" auf dem Markt. Diese nutzen die Verunsicherung am Markt aus und versuchen, eine schnelle Mark zu machen. Überhöhte Honorare und geringe Gegenleistungen (ohne Haftungsrisikoübernahme) sind die Folge. Hier muss der Markt erst noch den Preis regeln.

Leistungsbilder, in denen nur Beratung und keine Haftungsübernahme angeboten wird sind deshalb mit größter Vorsicht zu behandeln. Im Ernstfall hat der Bauherr viel Geld bezahlt und haftet dennoch für eventuelle Schäden oder Unfälle.

Auch beim unabhängigen Dritten stehen dessen wirtschaftliche Vorteile im Vordergrund. Er möchte selbstverständlich seinen Aufwand und sein Risiko so gering wie möglich halten und dafür ein möglichst hohes oder zumindest ausreichendes Honorar bekommen. Im Gegensatz zu anderen Beteiligten (z. B. Architekt) existiert keine Verpflichtung zur Kostenminimierung. Ebenfalls ist die Einhaltung von Bauterminen für ihn eher nachgeordnet. Dies könnte zum

Beispiel beim Abwägen, ob die Baustelle eingestellt werden soll, dazu führen, dass er sich für den einfacheren Weg, nämlich den Baustopp, entschließt. Für den Bauherrn und die anderen Projektbeteiligten ist dies jedoch meistens der kostenintensivere Weg.

Schwierigkeiten kommen dann auf, wenn sich während des Projekts herausstellt, dass der Arbeitsaufwand wesentlich höher wird als kalkuliert. Während andere Beteiligte wie der Architekt oder der Projektsteuerer die Möglichkeit einer Kompensation haben, indem andere gut kalkulierte Leistungen etwas zurückgefahren werden können (selbstverständlich ohne Qualitätseinbuße) ist dies bei dem eng eingegrenzten Leistungsbild eines Spezialbüros nicht möglich. Die Folgen kann man sich denken - und diese gehen fast immer auch auf Kosten des Sicherheits- und Gesundheitsschutzes.

3.1.2.3 Generalübernehmer

Der Generalübernehmer (GÜ) tritt wie ein Bauherr auf. Er wird vom Bauherrn mit der Komplettleistung (einschließlich Planung, Bauleitung und Ausführung) beauftragt. Es gibt also neben dem GÜ keine weiteren AN. Somit ist gewährleistet, dass der SiGeKo des GÜ alle Projektbeteiligten über die gesamte Projektdauer koordinieren kann. Dies ist im Falle einer GU-Beauftragung häufig nicht gegeben (siehe Kapitel 3.1.2.6).

3.1.2.4 Architekt, Gesamtplaner

Aussichtsreiche Kandidaten für die SiGe-Koordination sind natürlich die bereits am Projekt Beteiligten.

Der Architekt als zentrale Figur, ist für viele die prädestinierte Person, um die SiGeKo-Aufgaben zu übernehmen. Er kommt deshalb in Frage, da er sowieso im Standardleistungsbild (zumindest in der Planung) verankerte Koordinations- und Überwachungspflichten zu übernehmen hat. Er ist qualifiziert und sachkundig, wird bereits in frühester Phase eingeschaltet und bleibt bis zur Bauwerksübergabe (und bis zum Gewährleistungsablauf und damit auch während des Gebäudebetriebs) an Bord. Seine Interessen und sein Konfliktpotential sind aufgrund seines Leistungsbildes vielschichtig. Für ihn stehen nicht nur Risiko- und Aufwandsreduzierung sowie Eigenoptimierung an erster Stelle, sondern auch die termingenaue Erbringung seiner Leistung und die qualitativ zufriedenstellende Ausführungsmöglichkeit ohne Mängel. Die Koordination ist eine wichtige Grundleistung des Architekten. Je nach Beauftragung umfasst die Koordination nicht nur die Planer, sondern auch die ausführenden Firmen. Bei Beauftragung der HOAI-Phase 8 „Bauüberwachung" heißt es unter anderem „Überwachen der Ausführung des Objektes auf Übereinstimmung ... mit den einschlägigen Vorschriften." sowie „Koordinieren der an der Objektüberwachung fachlich Beteiligten". Die HOAI ist nicht normatives Leistungsbild, sondern regelt nur Honorar-Gebührentatbestände. Sie gibt also nur wieder, welches Honorar der Auftraggeber dem Ingenieur schuldet. Dennoch zeigen die Sätze zumindest eines deutlich: Es handelt sich um Grundleistungen, die nicht gesondert honoriert werden müssen. Unter „einschlägigen Vorschriften" sind nämlich auch das Arbeitsschutzgesetz oder das Berufsgenossenschaftliche Vorschriftenwerk zu verstehen.

Somit liegt auf der Hand, dass der Architekt, der mit der Planung und Objektüberwachung beauftragt wurde, im Vergleich mit einem Fachmann die Tätigkeit als SiGe-Koordinator wesentlich günstiger anbieten kann. Die Einarbeitung in das Projekt entfällt und Abstimmungen mit den am Bau Beteiligten sind bereits organisiert. Besonders in der Ausführungsphase decken sich die Aufgabenfelder eines SiGeKo mit denen des Architekten. Die Architektenkammer Nordrhein-Westfalen hat eine Honorarempfehlung in Tabellenform veröffentlicht, die in Kapitel 7 wiedergegeben ist. Die Honorare werden wie üblich in Prozent der anrechenbaren Kosten aufgeführt. Dabei bewegen sich die Prozentpunkte von 0,6 % (bei 500 TDM anrechenbaren Kosten) bis 0,09 % (bei 50 Mio. DM) bei Projekten mittleren Schwierigkeitsgrades.

3.1.2.5 LBO-Bauleiter

Sehr interessant ist die Stellung des Bauleiters nach Landesbauordnung (LBO-Bauleiter). Aufgrund seiner Pflichten aus der Landesbauordnung Baden-Württemberg, § 15, ist er ein „heißer" Anwärter auf den Posten des SiGe-Koordinators.

Den LBO-Bauleiter gibt es aber nicht in allen Bundesländern. In einigen Ländern, wie zum Beispiel Nordrhein-Westfalen, wurde er vor einiger Zeit aus der LBO herausgenommen. In jüngster Zeit wird im Zusammenhang mit der SiGe-Koordination wieder darüber nachgedacht, bei einer Novellierung der LBO den Bauleiter wieder einzuführen. Dies zeigt, dass gerade der LBO-Bauleiter als zentrale Figur angesehen wird, die am besten, zumindest während der Ausführungsphase, die SiGeKo-Tätigkeit übernehmen kann.

In § 45 der LBO Baden-Württemberg steht, dass „der Bauleiter darauf zu achten hat, dass die Bauausführung den öffentlich-rechtlichen Vorschriften (zum Beispiel der Baustellenverordnung) entspricht". Gleichzeitig hat er „auf den sicheren bautechnischen Betrieb der Baustelle, insbesondere auf das gefahrlose Ineinandergreifen der Arbeit der Unternehmer zu achten". Das ist im Prinzip das, was die Baustellenverordnung vom SiGe-Koordinator fordert: Ein Koordinieren der Beteiligten, allerdings nur hinsichtlich Sicherheits- und Gesundheitsschutz. Deswegen wird dem LBO-Bauleiter mit der Beauftragung zum SiGe-Koordinator kein zusätzliches Haftungsrisiko aufgebürdet. Dies ist unabhängig davon, ob nun der Bauherr selbst, der Architekt, der GU oder ein unabhängiger Dritter den LBO-Bauleiter stellt.

Aber nicht nur die Haftungsfrage spricht für den LBO-Bauleiter, sondern natürlich auch die Kostenfrage. Der zusätzlich zu vergütende administrative Aufwand ist wesentlich geringer als bei den anderen Beteiligten. Denn nur die Erstellung und Pflege des SiGe-Plans stellt eine echte zusätzliche Leistung dar. Ob man seine bisherigen Baustellenbegehungen in „Sicherheitsbegehungen" umbenennt oder man das Bautagebuch „SiGe-Protokoll" nennt, spielt keine Rolle.

In der Ausführungsphase wird deshalb dem GU häufig neben der LBO-Bauleitung auch die Aufgabe des SiGe-Koordinators übertragen. Dieses Vorgehen wird in den Erläuterungen zur Baustellenverordnung vom Ministerium für Umwelt und Verkehr unter § 4 „Beauftragung" ausdrücklich erwähnt.

3.1.2.6 Generalunternehmer

Dem GU kann die SiGeKo-Tätigkeit übertragen werden, allerdings hängt dies von verschiedenen Randbedingungen und Voraussetzungen ab. Wird der GU nur mit der reinen Ausführung (ohne Ausführungsplanung) beauftragt, kann sich seine SiGeKo-Tätigkeit nur über diese Phase erstrecken. Er bekommt den SiGe-Plan vom SiGe-Koordinator der Planungsphase ausgehändigt (am besten bereits als Bestandteil der GU-Ausschreibung) und hat die Befolgung und Einhaltung zu überwachen sowie den Plan zu pflegen und seinen Subunternehmern zu übergeben. Wenn sich Planung und Ausführung überlappen, wird es folgerichtig zwei SiGe-Koordinatoren während der Überlappungsphase geben.

Anders ist es, wenn funktional ausgeschrieben wird und der GU mit der Ausführungsplanung beauftragt ist. Hier hat der GU den SiGe-Plan vor Ausführungsbeginn zu erstellen. Es ist allerdings darauf zu achten, dass es keine weiteren Arbeitgeber im Sinne der Baustellenverordnung geben darf, die im direkten Auftrag des Bauherrn tätig sind. Diese wären sonst vom Bauherrn selbst zu koordinieren. Der GU könnte dann für die zusätzliche Koordination solcher Arbeitgeber einen Zuschlag oder Nachtrag verlangen. Wichtig ist deshalb, dass in den Verträgen die Weisungsbefugnis eindeutig geklärt ist. Sonst ist die Umsetzung der SiGe-Regelungen auf der Baustelle gefährdet oder zumindest nur eingeschränkt möglich.

3.1.2.7 Der Projektsteuerer

Der Vollständigkeit halber soll hier auch der Projektsteuerer genannt werden. Da er häufig bereits in sehr frühem Stadium in das Projekt eingebunden wird, bietet er sich vor allem für die Planungsphase an. Bei mittlerer Projektgröße, ab der sich erst ein Projektsteuerer rechnet, könnte sich für diesen Berufszweig ein neues Tätigkeitsfeld ergeben.

Da der Projektsteuerer ein Bauherrnvertreter ist, hat er die gleichen Interessen wie der Bauherr. Termineinhaltung und Kostenreduzierung sind auch seine Ziele. Aber auch seine Aufgaben zur Lösungsoptimierung und Risikoabwägung machen ihn für die Übertragung der SiGeKo-Pflichten interessant. Allerdings erwachsen ihm durch diese Aufgaben Haftungsrisiken, die ihm bei seiner sonstigen Tätigkeit eher unbekannt waren. Da er hauptsächlich in der Planungsphase als Koordinator und Mittler auftritt und dies in der Ausführungsphase dem Objektüberwacher überlässt, ist der Projektsteuerer als SiGe-Koordinator eher für die Planungsphase geeignet. Im Gegensatz zur Beauftragung eines Dritten würde der Projektsteuerer als SiGe-Koordinator die Anzahl der Beteiligten nicht erhöhen. Aufgrund seiner frühen Einbindung und seiner zentralen Funktion als Kosten- und Termincontroller kann er zeitliche und terminliche Auswirkungen gut abschätzen. Somit wäre gewährleistet, dass zum Beispiel ein Baustellenstopp nicht ungeachtet der Folgen angeordnet wird. Er würde früh nach Alternativen Ausschau halten. Seine Interessen und seine Verantwortung verhelfen ihm zu einer ausgewogenen Beurteilung, die dazu beiträgt, Konflikte von vornherein zu vermeiden.

3.2 Beauftragung des SiGe-Koordinators

3.2.1 Auf was ist zu achten?

Die Beauftragung des SiGe-Koordinators sollte zu einem möglichst frühen Zeitpunkt erfolgen. Spätestens zu Beginn der Ausführungsplanung sollte zumindest der SiGe-Koordinator für die Planungsphase feststehen. Nur dann hat dieser auch die Möglichkeit, präventiv zu wirken, rechtzeitig eine Gefahrenanalyse durchzuführen und entsprechend auf die Ausschreibung einzuwirken. Aufgrund der Vielzahl der am Markt angebotenen Leistungsbilder soll hier auf einige wichtige Punkte hingewiesen werden:

1. Grundsätzlich sollte man die in der Baustellenverordnung verankerten Leistungen konkretisieren und den projektspezifischen Begebenheiten anpassen. Somit vermeidet man die in Kapitel 3.1 angedeuteten Auslegungsdiskussionen.
2. Der SiGe-Koordinator sollte „in eigener Verantwortung" handeln und nicht nur als Berater auftreten. Kommt dies im Leistungsbild und im Vertrag nicht eindeutig zum Ausdruck, läuft der Bauherr Gefahr, die Haftungsrisiken weiterhin zu behalten.
3. Der Koordinator sollte bei der Risikoreduzierung und Lösungsoptimierung auch die wirtschaftlichen Ziele des Bauherrn in seine Überlegungen und Entscheidungen mit einbinden (außer bei Gefahr im Verzug).
4. Die Vollmacht zum Baustellenstopp sollte dem Koordinator nur bei „Gefahr im Verzug" eingeräumt werden und dann auch nur für den entsprechenden Gefahrenbereich. Ein temporärer Stopp muss von ihm immer auf seine Verhältnismäßigkeit und Folgen hin überprüft werden. Eine vorherige Rücksprache mit dem Bauherrn/Projektsteuerer ist deshalb vertraglich festzulegen.
5. Sicherheit darf nicht nur zu Lasten der Kosten gehen. Es sind immer auch Kostenvergleiche zwischen den verschiedenen Maßnahmen im Bauablauf anzustellen oder Alternativen von z. B. gleichrangigen Sicherheitseinrichtungen kostenmäßig gegenüberzustellen. Möchte der Bauherr diese Kostenvergleiche allerdings vom SiGe-Koordinator, so muss er dies ausdrücklich im Leistungsbild beschreiben oder zusätzlich beauftragen.

3.2.2 Trennung in Planungs- und Ausführungsphase

Es ist möglich und je nach Projekt auch sinnvoll, die Leistungsbereiche „Planung" und „Ausführung" getrennt voneinander zu vergeben. Dabei werden die für die Phasen Planung und Ausführung in Frage kommenden Personen wie Bild 3.3 zeigt unterschiedlich favorisiert:

Planungsphase	Ausführungsphase
• Bauherr	• Architekt (HOAI-Phase 8)
• Architekt, Gesamtplaner	• LBO-Bauleiter
• Projektsteuerer	• Generalunternehmer (GU)
• Generalübernehmer (GÜ)	• Generalübernehmer (GÜ)
• Unabhängige Dritte	

Bild 3.3 Favoriten als SiGe-Koordinatoren

Bei Vergabe der SiGe-Leistungen an zwei unterschiedliche Koordinatoren ist auf eine klare Aufgabenabgrenzung zu achten. Empfohlen wird dann die in Bild 3.4 dargestellte Aufgabenverteilung:

Koordinator „Planung”	**Koordinator „Ausführung”**
1. Erstellen und Aktualisieren der „Vorankündigung”	
Weitergabe einer eventuell bereits angelegten Firmenliste, sowie weiterer bereits vorhandener Daten für die „Vorankündigung” an den Koordinator „Ausführung”.	Erstellen, Einreichen beim Gewerbeaufsichtsamt und Pflegen der „Vorankündigung”.
2. Erstellen und Pflegen des SiGe-Plans	
Alternative 2.1: Erstellen des SiGe-Plans für die Ausschreibungsunterlagen. Berücksichtigen der Ideen / Anregungen von den Auftragnehmern im SiGe-Plan und Pflege des SiGe-Plans bis zur letzten Ausschreibung in Absprache mit dem Koordinator „Ausführung”.	Mitteilung von wichtigen Ablaufänderungen an den Koordinator „Planung” zur Einarbeitung in den SiGe-Plan während der Ausschreibungsphase. Nach der letzten Ausschreibung eigenständige Pflege des SiGe-Plans.
Alternative 2.2: Einmalige Erstellung des SiGe-Plans für die ersten Ausschreibungen. Anschließend Übergabe des SiGe-Plans an den Koordinator „Ausführung”.	Weitere Pflege des SiGe-Plans während der Ausschreibung und Ausführungsphase. Verteilung des SiGe-Plans an den Koordinator „Planung” zur Berücksichtigung bei den späteren Ausschreibungen.
3. Erstellen und Pflegen der „Unterlage”	
Erstellen und Pflegen der „Unterlage” bis Ausschreibungsbeginn. Anschließende Übergabe der „Unterlage” an den Koordinator „Ausführung”.	Pflege der „Unterlage” ab Beginn der Ausführung bis zur Abnahme bzw. Projektübergabe.
4. Erste SiGe-Besprechung mit den beauftragten Firmen	
keine Leistung zu erbringen	Durchführen von Einführungsbesprechungen rechtzeitig vor Ausführung der jeweiligen Leistungen auf der Baustelle, sowie Durchsprache und Übergabe der Baustellenordnung und des SiGe-Plans (sofern diese nicht bereits Bestandteil der Ausschreibungsunterlagen waren).

Bild 3.4 Mögliche Aufgabenverteilung für die SiGe-Koordination in kritischen Leistungspunkten

3.3 Tipps zur Vorgehensweise des SiGe-Koordinators

3.3.1 Projektvorbereitung

Das Neue in der Baustellenverordnung liegt vor allem darin, dass bereits in der Planung die Weichen für Sicherheits- und Gesundheitsschutz gestellt werden. Der vorbeugende Charakter der Baustellenverordnung kommt in der Planungsphase am besten zum Ausdruck.

Frühzeitig, also möglichst nach der Entwurfsphase, sollte der SiGe-Koordinator mit der Bestandsaufnahme beginnen. Dies bedeutet unter anderem eine Analyse der bisher vorhandenen Unterlagen, um eventuelle Sicherheitsrisiken zu erkennen und entsprechende Lösungsmöglichkeiten aufzeigen zu können. Gerade in der Planungsphase sind die Einflussmöglichkeiten noch am größten und können sich positiv auf die Kosten auswirken. Hier heißt es agieren und nicht reagieren.

Besonders wichtig ist es in dieser Phase schon an bleibende sicherheitstechnische Wartungseinrichtungen und deren optimaler Umsetzung in der Planung zu denken. Hier kann sich Hartnäckigkeit lohnen. Denn häufig werden diese Überlegungen auf einen späteren Zeitpunkt vertagt und schließlich ganz vergessen. Kostenvergleichsrechnungen hingegen können dem Bauherrn veranschaulichen, dass jetzt gesparte Kosten später eventuell in der Summe zu Mehrkosten führen.

Der Koordinator hat in dieser Phase die Gelegenheit, entscheidend zum Erreichen der Bauherrenziele beizutragen, was für seine Reputation (Vorwurf „Der kostet doch nur Geld") und seine weitere Akzeptanz sehr wichtig ist.

3.3.2 Vorankündigung

Spätestens zwei Wochen vor Einrichtung der Baustelle, das heißt beim Freimachen des Geländes und Errichten des Bauzauns, ist die „Vorankündigung" der zuständigen Behörde zu übermitteln. Bis vor kurzem wurde bei den Gewerbeaufsichtsämtern noch nicht strikt auf die pünktliche Einreichung geachtet. Es fehlte oft auch an den notwendigen Kontrollwerkzeugen, um festzustellen, wer noch eine Vorankündigung einzureichen hat. Dies lag unter anderem daran, dass die Ämter über vorliegende Baugenehmigungen oder den „Baufreigabeschein" nicht informiert wurden. In der Zwischenzeit haben sich die Ämter auf die neue Situation besser eingestellt. So bekommen sie nun durch die Vorankündigung die entscheidenden Informationen, um frühzeitig Kontrollen zum Sicherheits- und Gesundheitsschutz, aber auch gegen Schwarzarbeit oder illegale Beschäftigung durchzuführen. Wie sagte erst vor kurzem ein Mitarbeiter beim Gewerbeaufsichtsamt: „Endlich wissen wir auch, wer wo baut."!

3.3.3 Der SiGe-Plan

Zuerst einmal ist klarzustellen, dass die Baustellenverordnung nichts über Form, Umfang und Gliederung des SiGe-Plans aussagt. Möchte der Bauherr diesen Plan näher beschreiben, muss er dies im SiGeKo-Vertrag tun. Bild 3.5 zeigt einen Schemaaufbau für einen SiGe-Plan, der als Auszug in Form eines Musterplanes zur Veranschaulichung in Bild 3.6 dargestellt wird.

Üblicherweise wird wie Bild 3.6 zeigt, der SiGe-Plan als Bauablaufplan (Balkenplan) erstellt und dieser mit den anzuwendenden Arbeitsschutzbestimmungen ergänzt. Auf folgende wichtige Punkte ist bei der Erstellung des SiGe-Plans zu achten:

- Er muss leicht lesbar und verständlich sein. Überladene SiGe-Pläne, in denen alle Informationen und Abhängigkeiten eingearbeitet sind, bewirken bei denen, für die sie eigentlich gemacht wurden - den Unternehmern und deren Beschäftigten - nur Kopfschütteln. Was nützt der beste Plan, wenn er nicht gelesen und befolgt wird?
- Um eine höhere Akzeptanz zu schaffen, sollte man die Gefahrenstellen und deren zeitliche Anordnung deutlich zeichnerisch hervorheben. Jede Firma sollte sich mit ihrer Leistung und ihrem Namen auf dem Plan wiederfinden können.
- Besonders hervorheben sollte man die Zeitpunkte, an denen mehrere Arbeitgeber am selben Ort arbeiten und sich eventuell gegenseitig behindern oder sogar gefährden. Die Koordination der einzelnen Firmen zur Verhütung von Gefahren und Unfällen ist eine der Hauptaufgaben der SiGe-Koordination. Sie sollte auch im SiGe-Plan eindeutig zum Ausdruck kommen.

Änderungen im SiGe-Plan sollten nur dann eingetragen werden, wenn diese auch tatsächlich Auswirkungen auf die Sicherheit und den Gesundheitsschutz haben. Zu vermeiden ist ein ständiges Ändern und Austauschen der Pläne, indem diese vorab mit der Objektüberwachung oder dem Projektsteuerer durchgesprochen und abgestimmt werden. So ist gewährleistet, dass die notwendigen Informationen bei wichtigen Ablaufänderungen den SiGe-Koordinator erreichen und er rechtzeitig eingebunden wird.

Wichtig ist es, den SiGe-Plan bereits während der Ausführungsplanung zu erstellen. Optimal wäre es, den Plan bereits den Ausschreibungsunterlagen beizufügen und zum Vertragsbestandteil zu machen. Spätestens zum Einführungsgespräch mit den Firmen auf der Baustelle (ca. zwei bis drei Wochen vor Beginn der jeweiligen Arbeiten) sollte der SiGe-Plan überreicht und besprochen werden.

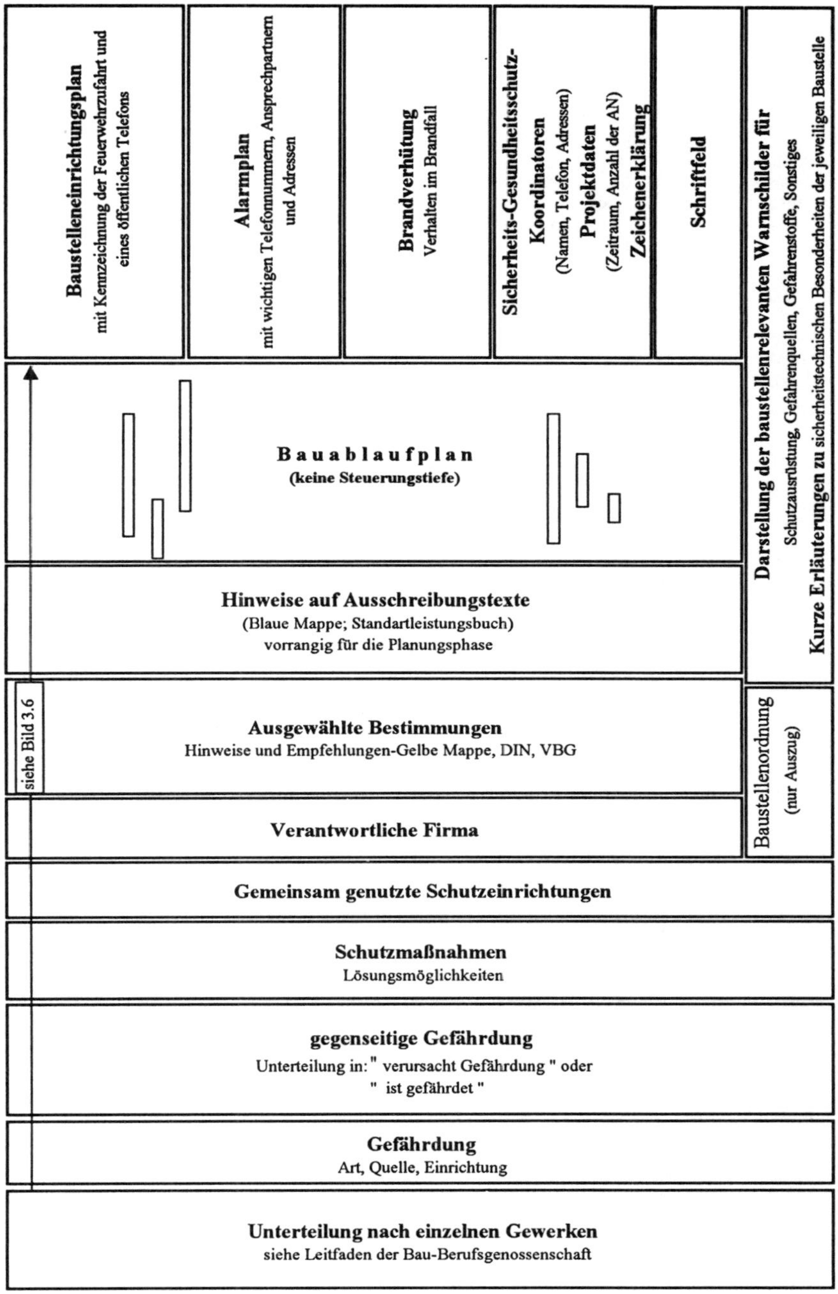

Bild 3.5 Schemaaufbau für einen SiGe-Plan

Gewerk	Gefährdung Art, Quelle, Einrichtung	gegenseitige Gefährdung - verursacht Gefährdung * ist gefährdet							Schutzmaßnahmen (Lösungsmöglichkeiten)
		gegenseitige Gefährdung: Absturzgefährdung	herabfallende Gegenstände	umstürzende Gegenstände	Immission	unkontrolliert bewegliche Teile	Gefahrstoffe (Kleber, Schutzgas, etc.)	feuergefährliche Arbeiten	
Mauer-, Beton- und Stahlbeton-arbeiten	Montage Fertigteile	-	-	-					Montageanweisungen
	Schalungen			-	-				Lehrgerüste, Stellplätze
	hochgelegene Arbeitsplätze	*	-/*						Seitenschutz, Gerüste
	Zugänge zu hochgel. Arbeitsplätzen	-							Treppentürme, Arbeitsbühnen
	Bodenöffnungen	-	-						Umwehrungen, Abdeckungen
	Wandöffnungen	-							Seitenschutz
	Tragen schwerer Lasten								Versetzgeräte, Hebebühnen
	Schweißen, Brennschneiden						-	-	Lüftung, pers. Schutzausrüstung
	Traggerüste								Seiten- und Anseilschutz
Nächstes Gewerk									

Bild 3.6 Beispiele für Gefährdungspotentiale und davon abgeleitete Schutzmaßnahmen

Abdeckung	Seitenschutz	Hebezeug	Podest, Hubarbeitsbühne	Lager für Gefahrstoffe	Arbeitsgerüst	verantwortl. Firma	ausgewählte Bestimmungen (Hinweise u. Empfehlungen)	Hinweise auf Ausschreibungstexte für BL, Planer, Arch.	Bauablaufplan (Jan. Feb. März Apr. Mai)
		+			+		VBG 37; 9,9a;DIN4420	BM 04.2.18	
		#			#		GM C 177,VBG 37		
	+				+		VBG 37; DIN 4420; ZH 1/560	BM 03.3.4-6	
	#		+			Fa. Mustermann	VBG 37,74; ZH 1/461	BM 01.4.4-7	
+						Herr Jung	ASV; GM C42,VBG 37	BM 03.3.02	
	#					Tel.: 08 15	DIN 4420; GM C8	StLB 24392	
		#					VBG 9a; ZH 1/610; GM D172		
+				+			DruckbehV.; VBG 15;GM D31		
	#						VBG 37; DIN 4420; ZH 1/603	StLB 24391	

gemeinsam genutzte Schutzeinrichtungen
+ Aufbau und Nutzung
# Nutzung

gem. genutzte Sicherheitseinr.

Bild 3.7 Auszug aus einem SiGe-Plan

4 Koordination in der Ausführungsphase - ein Erfahrungsbericht

Dipl.-Ing. Claude-Patrick Jeutter

4.1 Einleitung

Die in der Planungsphase erstellten Instrumente des Sicherheits- und Gesundheitsschutz-Koordinators bilden die Grundlage der Koordination in der Ausführungsphase.

Die Grundleistungen (GL) des Koordinators in der Ausführungsphase ergeben sich aus § 3 Absatz 3 der Baustellenverordnung und umfassen im Wesentlichen die Kontrolle der Aktivitäten der Arbeitgeber, deren Zusammenarbeit sowie gegebenenfalls Ändern und Fortschreiben des SiGe-Planes.

Nebenleistungen (NL) als Beratungs - und Mitwirkungsfunktionen für die sicherheitsrelevanten Belange sind erforderlich für:

- Baustellenordnung
- Terminplanung in Teilbereichen
- Bauablaufplanung
- Baustelleneinrichtungsplanung
- Festlegung von Meldepflichten
- Ausschreibung in Einzelgewerkvergaben.

Die vorgenannten Punkte müssen bereits in der Planungsphase erarbeitet und in der Ausführungsphase aktualisiert werden. Eine Fortschreibung und Abstimmung in der Ausführungsphase ist insbesondere dann erforderlich, wenn z. B. Bauverfahren dem Wettbewerb unterliegen. Dann ist beispielsweise die Bauablauf- und Baustelleneinrichtungsplanung der Arbeitgeber in die vorhandenen Unterlagen einzuarbeiten.

Der Koordinator selbst nimmt im weiteren Bauablauf quasi die Rolle einer Schaltstelle ein, die alle am Bau Beteiligten in puncto Sicherheit auf ein gemeinsames, im SiGe-Plan definiertes, Konzept einschwört. Er muss ein Konzept für ein Maximum an Arbeitssicherheit für das Projekt finden, und dieses in der Folge auch gegenüber allen Beteiligten durchsetzen und auf dessen Einhaltung achten.

Die Baustellenverordnung fordert zur Organisation der auf dem Bau notwendigen Sicherheitseinrichtungen einen Koordinator, der für den Bauherrn tätig wird. Wer allerdings als Koordinator auftreten kann, wird nicht näher definiert.

4.2 Arbeitsmittel des Sicherheits- und Gesundheitsschutz-Koordinators aus der Planungsphase

4.2.1 Baustelleneinrichtungsplan

Die Baustelleneinrichtung (BE) ist möglichst komplett auszuschreiben oder zu beschreiben. Dabei sind folgende Punkte zu beachten

- Rückwärtsfahren ist nicht erlaubt.
- Stromanschlüsse eventuell früher liefern; überprüfen, ob Endpunkte BE auch bei späterer Nutzung richtig sind, Einzelabrechnung nur bei Rohbaufirma, Ausbaufirmen Abzug von der Schlussrechnung oder über Unterverteiler abrechnen (Verteilerschränke an Verkehrsweg-kreuzungen gleich ausschreiben).
- Bei Wasser und Abwasseranschlüssen spätere Nutzung berücksichtigen.
- Sozialeinrichtungen:
  - Tagesunterkünfte: Ausbaufirmen in die BE einbinden
  - Sanitätsraum für die Dauer der Bauzeit vorhalten
- Beleuchtung auch über BE hinaus vorhalten, Verkehrswege- und Allgemeinbeleuchtung (evtl. in der Zwischendecke belassen), Arbeitsplatzbeleuchtung durch Firmen.
- Baustellenverkehr:
  Verkehrswege teilweise asphaltieren (spätere Nutzung?), Trennung Baustelle - Betrieb, Verkehrsplanung, evtl. Einfahrtstore früher (Schrankenanlagen) einbauen.
- Eventuell Baustellenbewachung vorsehen.

4.2.2 Weitere Instrumente in Abhängigkeit von der Baustelle

4.2.2.1 Gerüstplanung

Grundlage der Gerüstplanung ist der Bauablauf- und der Terminplan. Gemeinsam genutzte Gerüste und ggf. Möglichkeiten zur Erweiterbarkeit (z. B. Fassadengerüst zum Dachfang-gerüst) sind vom SiGe-Koordinator ständig zu prüfen.

4.2.2.2 Baustellenordnung

Eine Baustellenordnung ist eine separate Ordnung, die zwischen den Auftragnehmern und dem Auftraggeber vereinbart wird, um den reibungslosen Ablauf innerhalb der Baustelle zu gewährleisten.

Die Baustellenordnung soll vor der Ausschreibung erstellt werden. Die relevanten Teile sind in die Ausschreibung zu übernehmen und es ist eine bestätigte Aushändigung im Verga-begespräch vorzunehmen. Zu beachten ist, dass die Baustellenordnung nicht durch die Baustellenverordnung gefordert ist, d.h. das Erstellen einer Baustellenordnung ist keine Grundleistung.

Eine Muster-Baustellenordnung wurde herausgegeben vom Bayerischen Staatsministerium für Arbeit, Sozialordnung und Familie und der Bau-Berufsgenossenschaft Bayern und Sachsen. Sie ist wie folgt gegliedert:

A Allgemeines
B Arbeitsstätten
C Arbeitssicherheit
D Brand- und Blitzschutz
E Umweltschutz
F Sicherung der Baustelle
G Anlagen

In Kapitel 4.4.2 wird näher auf die Baustellenordnung eingegangen.

4.3 Leistungsbild für die Koordination in der Ausführungsphase

Kontrolle des SiGe-Plans

Die Einhaltung des SiGe-Plans muss kontrolliert werden. Gegebenenfalls ist dieser anzupassen. Bei Nichteinhaltung ist der Objektüberwacher nach HOAI §15, Abs. 2, Leistungsphase 8, schriftlich zu informieren. Die Einhaltungskontrolle in Bezug auf die Durchführung der gewählten Lösungen und Maßnahmen für die Gefahrenabwehr umfasst z. B. folgende Punkte:

- Abschrankungen
- Schutzwände
- Standsicherheit (nur Sicherheitsaspekte)
- Umwehrungen
- Gerüste
- Verbaumaßnahmen

Kontrolle der Baustellenordnung

Die Baustellenordnung ist, wenn sie bereits in der Planungsphase als Bestandteil der Ausschreibungsunterlage zugrunde gelegt wurde, bezüglich ihrer Umsetzung regelmäßig zu überwachen. Da die Baustellenordnung meist zu den Akten der Oberbauleitung genommen wird, steht sie dem Führungspersonal auf der Baustelle nicht zur Verfügung. Aus diesem Grund wurde von der Landesgewerbeanstalt Bayern eine Checkliste zur Baustellenordnung erstellt, die in Kapitel 4.4.2 wiedergegben wird.

Ständiges Erfassen der Firmen (Arbeitgeber und Unternehmer ohne Beschäftigte) (NL)

- Mitteilung vom objektüberwachenden Bauleiter (BL) an den SiGe-Koordinator über die Beauftragung von Baufirmen und deren Subunternehmer (Arbeitgeber) nach Auftragserteilung.
- Der Verfasser der Adressenliste trägt die Arbeitgeber in diese Liste ein, anschließend erfolgt der Versand an die Beteiligten.
- Der SiGe-Koordinator erhält vom objektüberwachenden Bauleiter (BL) gegebenenfalls das unterschriebene Formular, das bei der Einweisung in die BE ausgefüllt wurde.

Absicherung der Baustelle (NL)

- Trennung des Baustellenverkehrs vom betrieblich/öffentlichen Verkehr der bereits fertiggestellten Bauteile. Dazu sollte ggf. ein Verkehrs- oder Verkehrsphasenplan entwickelt werden!
- Lückenlose Umschließung des Baugrundstücks durch einen Bauzaun. (ggf. Baustellenbewachung)
- Falls erforderlich, Einrichten eines separaten Parkplatzes für die am Bau Beschäftigten. Parken von Fahrzeugen auf der Baustelle nur zum Be-und Entladen.

Mitwirken bei der Abstimmung der BE der beteiligten Unternehmen (NL)

- Basis ist die unter Mitwirkung des SiGe-Koordinators ausgeschriebene Baustelleneinrichtung:
  - Trennung von Rohbau und Ausbau
  - Befestigte Verkehrswege und Lagerflächen
  - Verschiedene BE-Bestandteile sollen gemäß Ausschreibung nach Fertigstellung des Rohbaus auf der Baustelle verbleiben (Sanitärräume, Sanitätsräume und Rettungseinrichtungen sowie Personenaufnahmemittel).
- Es sollten Überlegungen erarbeitet werden, bestimme BE-Installationen später dem Nutzer zur Verfügung zu stellen (Verkehrswegebeleuchtung, Wasser-und Abwasserinstallation).

Klärung sicherheitsrelevanter Belange

- Kontrolle, ob die Arbeitsverfahren und Arbeitsabläufe aus dem SiGe-Plan noch mit der Wirklichkeit nach Auftragserteilung übereinstimmen.
- Kontrolle, ob Nachweise und Prüfzertifikate vorliegen müssen (z. B. Montageanweisungen, Gerüst-Statiken sowie evtl. Sonderberechnungen für den restlichen Baubehelf).

Anpassen und Bekanntmachen des Sicherheits- und Gesundheitsschutzplans (GL)

- Die Fortschreibung des SiGe-Plans ergibt sich aus einem Soll-Ist-Vergleich des Bauablaufes.
- Der geänderte oder ergänzte SiGe-Plan geht sofort an alle Beteiligten, damit diese sich rechtzeitig auf ihn einstellen können. Bei Bedarf sollte der neue SiGe-Plan dem Führungspersonal auf der Baustelle erläutert werden.

Organisation und Durchführung von Sicherheitsbegehungen und- besprechungen (GL)

- Diese Begehungen und Besprechungen sollten turnusmäßig - bei Großbaustellen z. B. 1x monatlich - stattfinden. Hierzu wird der SIGE-Koordinator einladen und die Führung übernehmen. Weitere mögliche Teilnehmer sind:
  - Projektsteuerer
  - Bauüberwacher
  - Fachplaner
  - Vertreter der Bauberufsgenossenschaft
  - Vertreter des Gewerbeaufsichtsamtes
  - Bauleiter der beteiligten Firmen
- Es ist auf sicherheitstechnische Einrichtungen und Schutzmaßnahmen sowie auf vertragsgemäße Ausführung der sicherheitstechnischen Leistungen aus dem Bauvertrag zu achten.

- Zwischen den turnusmäßigen Maßnahmen muss der SiGe-Koordinator ebenfalls Baubegehungen durchführen, um die Einhaltung des SiGe-Plans ständig zu kontrollieren. Vorgefundene Sicherheitsmängel sind zu dokumentieren und in Zusammenarbeit mit den ausführenden Firmen (Arbeitgebern) abzustellen.

4.4 Hilfsmittel bei der Ausführungskoordination

4.4.1 Protokolle der Sicherheitsbesprechungen und -begehungen

Protokolle über Sicherheitsbesprechungen und -begehungen sind zu erstellen und allen Beteiligten zuzusenden. Folgende Punkte sollten enthalten sein:

- Teilnehmerliste mit Unterschrift der Teilnehmer
- Inhalt der Sicherheitsbesprechung
- Sicherheitsbegehungen: Auflistung aller Mängel mit Angabe des betreffenden Unternehmens
- Abschließende Besprechung mit Festlegung des nächsten Termins (empfohlener Zeitraum: 1x im Monat).
- Evtl. Fotodokumentationen

4.4.2 Baustellenordnung - Checkliste

Die folgende Checkliste wurde speziell für die Führungskräfte auf der Baustelle entwickelt: (Grundlage ist die angesprochene Muster-Baustellenordnung aus Kapitel 4.2.2.2; deshalb ist die angeführte Nummerierung auch nicht fortlaufend.)

A Allgemeines

1. Lage der Baustelle: Wurde den Lieferanten die genaue Baustellenadresse mit Anfahrtsplan mitgeteilt?
2. Anschriften und Rufnummern: Haben Sie Tel.-Nr. von Ihrem Bauleiter und Namen der Nachunternehmer?
5. Berichterstattung: Ist die tägliche Meldung des örtlichen Personaleinsatzes, des Geräteeinsatzes, der Materiallieferungen, der Arbeitsleistung, des Arbeitsfortschritts und besonderer Vorkommnisse an die Bauüberwachung erfolgt?
   Sind aufgetretene Unfälle oder Schadensfälle an den SiGe-Koordinator gemeldet worden?
7. Arbeitszeit: Wurde vormittags der Bauüberwachung die Anzahl der Mitarbeiter mitgeteilt, die nach dem generell festgelegten Feierabend weiterarbeiten werden?
8. Weitervergabe von Arbeiten: Wurde der Bauüberwachung mitgeteilt, dass das vorher vom Bauherrn genehmigte Personal der Subunternehmer die Arbeit aufgenommen hat?
   Wurden die Arbeiten des unter Punkt C 8 genannten Personals mit ihren Arbeiten oder den Arbeiten anderer beteiligter Firmen abgestimmt?

B Arbeitsstätten

1. Baustelleneinrichtung, Baustellenverkehr: Wurde Ihnen das von Ihrem Bauleiter und dem Architekten-Bauleiter unterschriebene Einweisungsprotokoll zur Baustelleneinrichtung ausgehändigt?
   Wurde Ihren Mitarbeitern das Parken von Privatfahrzeugen im Baustellenbereich verboten?
2. Winterfeste Arbeitsplätze: Wurden rechtzeitig vor Winterbeginn die Einrichtungen und entspr. Kleidung/Schuhwerk für die Einhaltung der Winterbauverordnung an den Objekten der Baustelleneinrichtung und am Arbeitsplatz besorgt?
3. Baustromversorgung, Baustellenbeleuchtung: Wurde örtlich die Baustromversorgung mit der Architekten-Bauleitung geklärt?
   Wurde für ausreichende Beleuchtung der eigenen Arbeitsplätze rechtzeitig gesorgt (die bauseitige Beleuchtung ist als Arbeitsplatzbeleuchtung nicht ausreichend!)
8. Alkoholmissbrauch: Wird in Ihrem Arbeitsbereich kontrolliert, ob begründeter Verdacht auf Alkoholmissbrauch besteht und wurde gegebenenfalls mit einer Entfernung der betreffenden Person(en) von der Baustelle reagiert?

C Arbeitssicherheit

1. Vorschriften: Befinden sich die für Ihre Arbeiten einschlägigen Arbeitsschutz- und Unfallverhütungsvorschriften (UVV) bei Ihnen auf der Baustelle?
   Wurde die in den UVV geforderte und mind. 1x jährlich durchzuführende Unterweisung der Mitarbeiter durchgeführt?
   Wurde nach Beginn der Arbeiten ohne vorgeschriebenen Turnus auch dann eine Mitarbeiterunterweisung vorgenommen, wenn sich in der Durchführungsart der Arbeiten eine wesentliche Änderung eingestellt hat?
4. Montagearbeiten: Wurde Ihnen rechtzeitig vor Montagebeginn die schriftliche und mit Skizzen versehene Montageanweisung vom zuständigen Planer zwecks gründlicher Vorbereitung der Montagearbeiten ausgehändigt?
5. Hochgelegene Arbeitsplätze und Verkehrswege: Wurden die von Ihnen oder Ihren Mitarbeitern zu benutzenden Gerüste vor Arbeitsbeginn auf ihre sicherheitsgerechte Eignung hin von Ihnen überprüft?
   Wurden die von Ihnen oder Ihren Mitarbeitern für die Durchführung der Arbeiten zu begehenden Decken und Treppen dahingehend kontrolliert, dass an Absturzkanten der Seitenschutz und an den Treppen die seitlichen Geländer angebracht sind sowie Deckenöffnungen unverschieblich abgedeckt sind?
6. Baumaschinen, Geräte: Liegen Ihnen für die in Ihrem Arbeitsbereich eingesetzten Maschinen und Geräte die Prüfbescheinigungen zur Einsichtnahme durch den Koordinator vor?
7. Gerüste: Haben Sie Ihren Mitarbeitern mitgeteilt, dass Änderungen an den bauseitigen Gerüsten nur durch die Gerüstbaufirma nach vorheriger Rücksprache mit dem SiGe-Koordinator vorgenommen werden dürfen?
11. Persönliche Schutzausrüstung: Haben Sie Ihren Mitarbeitern unmissverständlich klargemacht, dass die vom Arbeitgeber kostenlos zur Verfügung zu stellenden Schutzhelme und Schutzschuhe während der gesamten Bauzeit zu tragen sind (gilt auch für Bau-

maschinenführer außerhalb ihrer Baumaschine) und kontrollieren Sie die Einhaltung dieser Vorschrift ständig?
Haben Sie Ihre Mitarbeiter ebenfalls angewiesen, auch bei anderen gefährlichen Arbeiten persönliche Schutzausrüstung zu tragen (z. B. Augen bzw. Gesichtsschutz, Gehörschutz, Atemschutz, Warnkleidung) und haben Sie dies auch kontrolliert?

D Brand- und Blitzschutz

1. Brandschutzbeauftragter: Wurden dem Baustellen-Brandschutzbeauftragten brandgefährliche Arbeiten vor ihrer Ausführung zwecks Vereinbarung von Sicherheitsmaßnahmen gemeldet? (Die Verwendung nicht brennbarer Ersatzstoffe muss vorher überprüft werden - der SiGe-Koordinator hilft bei der Auswahl!)
2. Vorbeugende Maßnahmen: Wurde überprüft, dass leicht entzündliche und selbstentzündliche Stoffe am Arbeitsplatz nur in der Menge vorgehalten werden dürfen, wie sie für den Fortschritt der Arbeiten erforderlich sind (max. 1 Tagesbedarf)?
   Falls tatsächlich brandgefährliche Arbeiten ausgeführt werden müssen: Sind geeignete Löscheinrichtungen bereitgestellt und sind die brandgefährdeten Bereiche gekennzeichnet?
3. Blitzschutz: Wurden dem Baustellen-Brandschutzbeauftragten die Einrichtungen gemeldet, die zu erhöhter Blitzschutzgefahr führen könnten (z. B. Krane, Masten, hochgelegene Dachrand-Geländer - auch als Baubehelf)?

E Umweltschutz

1. Abfall: Haben Sie Ihren Mitarbeitern mitgeteilt, dass Bauschutt und Abfälle in der vorgeschriebenen Aufteilung sofort nach ihrem Entstehen aus dem Gebäude entfernt und zu den bereitgestellten Bauschutt- oder Abfallcontainern gebracht werden müssen?

F Sicherung der Baustelle

1. Wachdienst: Ist Ihnen bekannt, wann die Tore zur Baustelle morgens geöffnet und wann diese abends wieder abgesperrt werden?
4. Bauherrn - Betriebsgelände: Haben Sie evtl. notwendige Einschränkungen der Bauherrn-Zufahrten oder kurzzeitige Teilbenutzung des Bauherrn-Betriebsgeländes rechtzeitig beim SiGe-Koordinator angemeldet?

4.4.3 Psychologische Aspekte für die Baustelle

In Deutschland konnte bislang wenig Erfahrung mit der Arbeit des SiGe-Koordinator gesammelt werden. Dies liegt vor allem daran, dass die Baustellenverordnung erst seit kurzem eingeführt ist. Zwar wurde von Seiten der Verbände (Bau-BG, Arbeitgeberverband etc.) die Praxistauglichkeit der Baustellenverordnung bereits auf verschiedenen - auch deutschen - Musterbaustellen getestet, doch die Zahl der betroffenen und abgeschlossenen Baustellen ist noch gering. Gesicherte Erfahrungen und Erkenntnisse konnten noch nicht gesammelt werden.

Es muss jedoch schon jetzt für alle Baubeteiligten klar sein, dass die Einführung des Sicherheitskoordinators, zum fixen Bestandteil des Bauablaufs, in aller erster Linie zur Verringerung von Gefahrenquellen für den Menschen dient. Anti-Haltungen sind nicht angebracht. Die Baustelle und alle am Bau Beteiligten müssen für die Sicherheit und Gesundheit des Menschen sensibilisiert werden. Der Mensch ist das wertvollste Gut und ein besonderer Aufwand ist gerechtfertigt, um Unfälle zu vermeiden.
Nicht zuletzt durch immer engere Terminvorgaben ist leider immer wieder der Sicherheitsaspekt nur Nebensache.

Jeder, der schon einen schlimmen Unfall auf einer Baustelle miterlebt hat, wird für diese Maßnahme immer ausreichende Akzeptanz mitbringen.

4.5 Praxisbeispiel Unterfahrung Wiener Platz in Dresden

4.5.1 Allgemeine Darstellung der Bauaufgabe

Aufgabe ist es, das Tunnelbauwerk „Unterfahrung Wiener Platz" mit der dazugehörigen Betriebsstation unter Einbeziehung der beiden in den Jahren 1991 bis 1992 im Rohbau erstellten Tunnel-Teilstücke unter der St.-Petersburger Straße, sowie Teile der Gründung für die später zu errichtenden Hochbauten MK 4, MK 5, MK 8, MK 9 , MK 10, zu erstellen.

Das Tunnelbauwerk beginnt im Westen in der Ammonstraße mit einer Rampe und wird ab Höhe Reitbahnstraße in eine Doppelröhre geführt. Infolge der Spreizung im Osten löst sich die Doppelröhre etwa in Höhe der Prager Straße in zwei Einzelröhren auf. Die Tunneleinfahrt Nord-Ost erfolgt von Norden und Osten über die Sidonienstraße. Im Bereich der Spreizung der Doppelröhre ist eine unterirdisch liegende Betriebsstation vorgesehen.

In allen Rampen sind Verflechtungsspuren/Einfädelspuren vorgesehen. Etwa in Höhe der Prager Straße bzw. der Reitbahnstraße sind Ein- und Ausfahrtsspuren zur Erschließung der „1-Ebene" im Norden und Süden der Unterfahrung angeordnet. Alle Aus-und Einfahrtsspuren sind in Spur-Addition bzw. -Subtraktion geplant.

Die Herstellung der einzelnen Tunnelblöcke kann nur schrittweise nacheinander ausgeführt werden. Umfangreiche Umverlegungsarbeiten (Straße, Gleiskörper, Leitungen) bestimmen den Bauablauf.

Im östlichen Tunnelbereich muss ein dichter Spundwandkasten hergestellt werden. Die Spunddielen müssen hierbei in den sog. Pläner (Grundwasser-Stauer) eingebunden werden. Ca. 50% der Baugrube liegt im Grundwasserbereich.

Zur Bewältigung des Wasserandrangs wird eine geschlossene Wasserhaltung eingesetzt, welche ausreichend dimensioniert wird. Außerdem werden ausreichend Pumpen in den Pumpensümpfen eingesetzt, zusätzlich werden Notpumpen vorgehalten.

Das Leistungsverzeichnis beinhaltet insbesondere die folgenden Leistungen:

- Aushub ca. 100.000 m^3
- Ortbeton B35 WU ca. 35.000 m^3
- Verbau ca. 5.000 m^2
- Bohrpfähle ca. 3.200 m
- Betonstahl ca. 5.200 to
- Schallschutzverkleidungen ca. 2.000 m^2
- Asphaltdecken ca. 10.000 m^2

Ausführungstermin:

Baubeginn: 01.08.1998

Bauende (nach derzeitigem Stand): Ende 2000

4.5.2 Vorgaben aus der Planungsphase

- Die Baustellenordnung als besondere Vertragsbedingung wurde durch das Institut für Baubetriebswesen der TU Dresden erstellt.
- Der SiGe-Koordinator wurde erst in der Ausführungsphase vom Bauherren beauftragt. Seine Funktion war beratend. (In der Planungsphase wurde kein SiGe-Koordinator bestellt.)
- Der Terminplan in Form eines Grobablaufplans wird in Bild 4.1 vorgestellt. Der vorgegebene Terminplan zeigt eine enge Zeitschiene auf. Abhängigkeiten zu Drittgewerken sind nicht angegeben.
- Die Zuweisung der BE-Flächen wurde nur zusammenfassend beschrieben, d. h. es erfolgte nur eine Beschreibung nach Standardleistungsbuch. Es wurden keine detaillierteren Angaben wie z. B. über Stromanschlüsse, Wasser- und Abwasseranschlüsse gemacht.
- Als SIGE- Koordinator war eine „externe Stelle" bestellt. Es handelte sich hierbei um einen Mitarbeiter der Technischen Universität Dresden.
- Durch die Einschaltung eines externen SiGe-Koordinators gab es unvermeidliche Informationsdefizite im Vertragswesen und bei Terminabhängigkeiten.

Auf Arbeitsmittel aus der Planungsphase konnte bei diesem Bauvorhaben nicht zurückgegriffen werden, da der SiGe-Koordinator in der Planungsphase vom Bauherrn nicht beauftragt wurde. Wie in Kapitel 4.1 angeführt, ist jedoch der SiGe-Koordinatorbereits in der Planungsphase zu beauftragen.

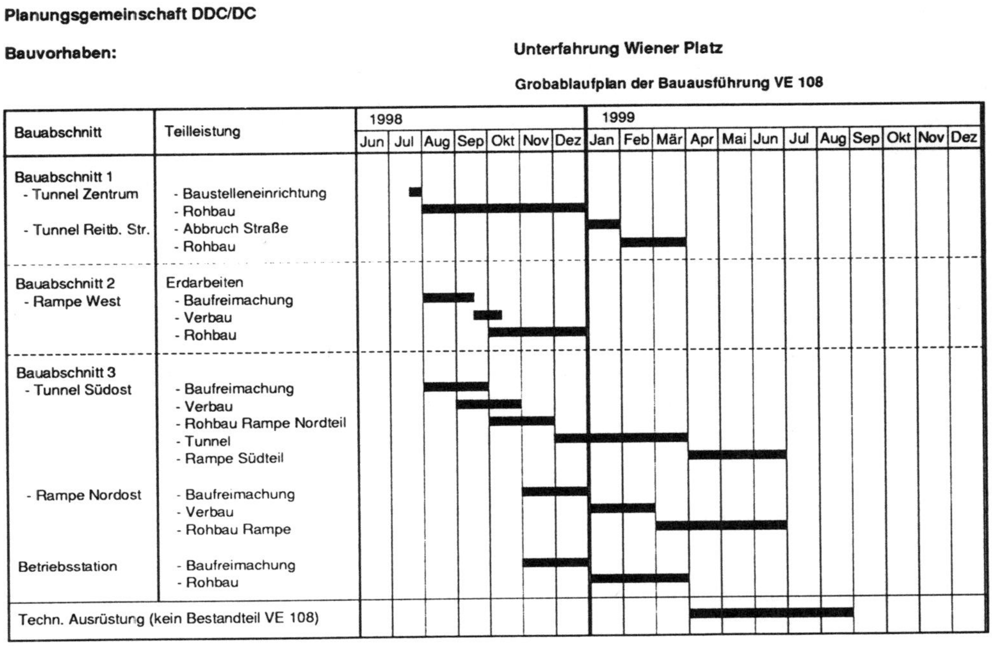

Bild 4.1 Grobablaufplan Unterfahrung Wiener Platz

Baustelleneinrichtungsplan

Bei dieser Baumaßnahme war eine dynamische BE-Planung aufgrund der Randbedingungen notwendig. Diese Randbedingungen waren:

- Linienbaustelle mit zum Teil umfangreicher Vernetzung der Baubereiche und vielen Abhängigkeiten.
- Unrealistischer Terminplan von Seiten des Bauherrn. Schnittstellen zu Drittfirmen werden nicht aufzeigt. Es wurde das Prinzip der Einzelgewerkvergabe durchgeführt. Teile der Baufeldfreimachung waren nicht im Auftrag.

Auf die BE-Planung wurde vom SiGe-Koordinator wenig Einfluss genommen. Durch ein Fortschreiben des BE-Plans und Anpassen an die Verkehrsphasen wurde erst eine sinnvolle BE-Planung auch hinsichtlich sicherheitsrelevanter Aspekte erreicht. In einer dynamischen BE-Planung kann man gut erkennen, wie sich die Baustelleneinrichtung über die Bauphasen verändert. In der Bauphase 1 wurde die Baustelleneinrichtung von Westen beschickt. Eine direkte Zufahrt war möglich. Des weiteren waren die Verkehrswege von der Baustelle abgetrennt. Die Bauphase 2 erforderte nach Rückbau der Baustraße eine Zufahrt quer zur Baustelle. Der Baustellenverkehr wird über bereits fertiggestellte Tunnelblöcke geführt. Zusätzlich wird im Baustelleneinrichtungsbereich eine eindeutige Verkehrsführung angeordnet, da sich kreuzende Verkehrswege durch die neue Phase ergaben. Die Bauphase 3 zeigt eine Erweiterung des Baufeldes in westliche Richtung. Hier wird eine neue Verkehrsphase an die Baustelleneinrichtung angepasst. Diese dynamische Baustelleneinrichtungsplanung wurde durch die

Komplexität bei den Verkehrsphasen durch die Auflagen der Stadt und des Amtes für öffentliche Ordnung erforderlich. Auf diese Weise konnten die jeweiligen Auflagen im Einzelnen erfüllt und spezifisch in der BE erfasst werden.

Gerüstplanung

Eine Gerüstplanung im Sinne der SiGe-Plans war nicht vorhanden. Grundsätzlich wurde die Gerüstplanung im Einzelfall mit dem SiGe-Koordinator abgestimmt.

Baustellenordnung

„Die Baustellenordnung Wiener Platz Dresden hat den Status einer besonderen Vertragsbedingung. Sie soll auf der Baustelle Wiener Platz in Ergänzung zur SiGe-Koordination die Sicherheit für Menschen, Umwelt sowie technische Anlagen gewährleisten und die Voraussetzung für einen möglichst störungsfreien Bauablauf schaffen." Sie enthält Regelungen zur Organisation, Koordination und Überwachung des Baustellenbetriebs und umfasst Maßgaben, die in Zusammenarbeit mit den Bauberufsgenossenschaften und der Gewerbeaufsicht festgelegt wurden.

Die Einhaltung der Baustellenordnung ist Teil der Vertragserfüllung. Die Baustellenordnung ist als eine Ergänzung zu bestehenden Regelungen, deren Einhaltung auch durch die Gewerbeaufsicht und die Berufsgenossenschaften überwacht wird, zu sehen. Da die Baustellenordnung über 30 Seiten umfasst, wurde von der Bauleitung des Auftragnehmers eine zweiseitige Checkliste mit den wichtigsten Punkten erstellt. Erst die Checkliste ermöglichte es der Bauleitung den Inhalt der Baustellenordnung Wiener Platz Dresden zu übermitteln (siehe Tabelle 4.1).

Checkliste - Baustellenordnung	
7362 Unterfahrung Wiener Platz	**01.08.1998**
• Schriftliche Bestätigung jedes Arbeitnehmers in die Baustelle und Ihren Arbeitsplatz eingewiesen worden zu sein. • Mitteilung jeder Art von gefährlichen Arbeiten an den SiGe-Koordinator. • Mitteilung der Arbeitsverfahren und eventuell damit verbundener Sicherheitsmaßnahmen. • Es finden regelmäßig Sicherheitsbesprechungen und Baustellenbegehungen statt. • Das Aufsichtspersonal muss mit den geltenden deutschen Arbeitsschutz- und Unfallverhütungsvorschriften hinreichend vertraut und befähigt sein, diese umzusetzen. • Eine gültige Arbeitserlaubnis muss der Bauleitung vorliegen. • Die Kosten übergeordneter Sicherheits- und Gesundheitsmaßnahmen werden in der Schlussrechnung umgelegt.	

- Alle Unfälle sind dem SiGe-Koordinator umgehend mitzuteilen.
- Ausnahmegenehmigungen der Arbeitszeit sind vom zuständigen Gewerbeaufsichtsamt einzuholen.
- Baustelleneinrichtungsflächen sind nur mit Zustimmung des Bauherrn und Auftraggebers einzurichten.
- Mitteilungspflicht: Adressen etc. SiGe-Koordinator.
- Der Aufenthalt auf der Baustelle außerhalb der Arbeitszeit ist verboten.
- Einhaltung der Parkplätze.
- Verkehrsflächen sind freizuhalten.
- Rettungswege sind immer freizuhalten.
- Bei Rückwärtsfahrten besteht Einweiserpflicht.
- Abweichungen der vom Bauherrn mitgeteilten Bodenkennwerte sind unverzüglich mitzuteilen.
- Die Kennzeichnung der Arbeits- und Schutzgerüste nach DIN 4420 ist einzuhalten.
- Die Zulassungsbescheide der Gerüste sind auf der Baustelle zur Verfügung zu halten.
- Krane müssen der „BGV D6 Krane" entsprechen.
- Die Aufzugsverordnung ist einzuhalten.
- Bei Schweißarbeiten ist die „BGV D1" einzuhalten.
- Mitteilungspflicht jeglicher Schweißarbeiten (Feuerarbeiten) vor Ausführungsbeginn.
- Strahlungsprüfungen sind beim Staatlichen Gewerbeaufsichtsamt anzumelden.
- Die Brandschutzordnung des Bauherrn (Siehe Anlage 8.9 der Baustellenordnung) ist einzuhalten.
- Der Abfallentsorgungsplan ist einzuhalten.
- Für Besichtigungen und Führungen von Besuchern ist die Genehmigung der Bauleitung einzuholen.
- Die einschlägigen Arbeitsschutz- und Unfallverhütungsvorschriften sind von jeder Firma auf der Baustelle vorzuhalten.
- Baustellenunterkünfte gemäß Arbeitsstättenverordnung mit Aufstellen von Feuerlöschern und Erste-Hilfe Ausrüstungen.
- Die Winterbauverordnung ist einzuhalten. (z. B.: Wege und Zufahrten von Schnee und Eis freihalten)
- Ein Erste-Hilfe-Container steht zur Verfügung.
- Kennzeichnungspflicht: Container mit Firmennamen.
- Dokumentation jeglicher Verletzungen im Verbandbuch des jeweiligen Arbeitnehmers.
- An den Schutzhelmen oder an der Arbeitskleidung ist eine Firmenkennzeichnung gut sichtbar anzubringen.
- Rauchen ist nur an gekennzeichneten Plätzen zulässig.

- Prüfbücher oder andere Prüfnachweise über die Einhaltung nach geltenden Rechtsvorschriften aller Anlagen, Maschinen und Geräte sind auf der Baustelle dem SiGe-Koordinator auf Verlangen vorzuweisen.
- Die Gefahrenstoffverordnung ist einzuhalten (z. B. muss ein Verzeichnis für den Einsatz vorgesehener Gefahrstoffe dem SiGe-Koordinator vorgelegt werden)
- Meldungspflicht der Funkgeräte (Gerätezahl, -typ, Frequenz) an die Bauleitung.
- Sauberkeit der Baustelle, der Unterkünfte und entsprechende Hygienepflicht sind einzuhalten.
- Bei nicht getätigter Baustelleneinrichtung und nicht eingehaltener Hygiene der Unterkünfte werden eventuell notwendige Kosten auf den Verursacher umgelegt.

Tabelle 4.1 Checkliste Baustellenordnung

4.5.3 Der SiGe-Koordinator auf der Baustelle in Zusammenarbeit mit der Bauunternehmung

4.5.3.1 Kontrolle des „Quasi - SiGe-Plans" und der Baustellenordnung

Der SiGe-Koordinator nahm Sicherheitsbegehungen auf der Baustelle bis zu drei Stunden täglich vor. Vom Auftragnehmer wurde ein Bauleiter für die Belange des Koordinators abgestellt. So konnten gravierende Sicherheitsmängel umgehend abgestellt werden.

Die Sicherheits-Koordination mit den Nachunternehmer-Firmen wurde jedoch ausschließlich von der Bauleitung des Auftragnehmers durchgeführt. Nur durch den „Internen SIGEKO" konnten die erforderlichen Maßnahmen reibungslos umgesetzt werden (⇨ Vertragsverhältnis).

Das laufende Erfassen und Melden der Subunternehmer an den SiGe-Koordinator ermöglichte es diesem erst, jeweilige Ansprechpartner ohne Umwege einzuschalten. Die Kontrolle der Baustellenordnung erfolgte im Wesentlichen im Zuge dieser Sicherheitsbegehungen.

4.5.3.2 Absicherung der Baustelle

Bei der Baumaßnahme Wiener Platz Dresden handelte es sich um eine Linienbaustelle und eine Tiefbaumaßnahme. Die Problematik der Absicherung der Baustelle lag weniger an den notwendigen Absturzsicherungen, als an der Trennung des öffentlichen Verkehrs zum Baubereich. Hier musste der SiGe-Koordinator die einzurichtenden Verkehrsphasen überwachen und nach dem Einrichten der Phase die Verkehrssicherheit kontrollieren. Eine besondere Schwierigkeit bestand darin, die verschiedenen an einer Verkehrsumlegung beteiligten Firmen (Arbeitgeber) zu koordinieren und eventuelle Vertragsschnittstellen im Vorfeld mit der Gesamtbauleitung zu besprechen. Hier machten allen Firmen sehr positive Erfahrungen.

Im Zuge des Bauablaufs wurde durch die Baufirmen immer wieder auf sicherheitsrelevante Mängel hingewiesen. Diese wurden jedoch vom Bauherrn aus Kostengründen nicht abgestellt. Erst durch Überzeugungsarbeit des SiGe-Koordinator konnte ein Umdenken beim Bauherrn erreicht werden.

4.5.3.3 Mitwirken bei der Abstimmung der BE und sicherheitsrelevanter Aspekte

Wie bereits angeführt, war die BE - Planung am Wiener Platz Dresden durch äußere Faktoren stark beeinflusst. Grundsätzlich zeigte sich die dargelegte BE-Planung als sinnvoll, da nur so ein auch den Sicherheitsaspekten geeigneter Status geschaffen werden konnte.

Folgende Punkte mussten mit dem SiGe-Koordinator im Einzelfall besprochen werden:

- Standsicherheitsnachweise für Baubehelfe
- Standsicherheitsnachweise für Böschungen
- Freihaltung der Rettungswege
- Fußgängerführung bzw. Verkehrsführung

Ein sehr wichtiger Aspekt war die Risiko- und Gefahrenanalyse auf der Baustelle. Die wichtigsten Punkte bei diesem Bauvorhaben waren:

- Kampfmittelbeseitigung
- starker Straßen-, Fußgänger- und öffentlicher Nahverkehr direkt am Hauptbahnhof, dem Hauptverkehrsknotenpunkt der Stadt Dresden.
- Medienträger: Im Ganzen 27
- Wasserhaltung: 50% der Baugrube im Grundwasserbereich.
- Erschütterungen: Aufwendige Spezialtiefbauarbeiten machten baubegleitende Erschütterungsmessungen notwendig.

In gemeinsamer Initiative zwischen dem SiGe-Koordinator und der Bauleitung des Auftraggebers wurde ein Havarie- und Rettungsplan entwickelt, um bei eintretenden Gefahren reibungslos reagieren zu können.

4.5.3.4 Organisation und Durchführung von Sicherheitsbegehungen

In unregelmäßigen Abständen fanden Begehungen und Besprechungen mit den Vertretern folgender Institutionen statt:

- SiGe-Koordinator (als Initiator)
- Bauleitung des AN
- Gewerbeaufsichtsamt
- Umweltamt Dresden
- STA-Dresden (Straßen - und Tiefbauamt)
- Bauüberwachung

Sicherheitstechnische Einrichtungen und Vorgänge wurden überprüft sowie auf vertragsmäßige Ausführung der sicherheitstechnischen Leistungen aus dem Bauvertrag geachtet. Darüber

hinaus wird nochmals auf die täglich dreistündigen Begehungen des SiGe-Koordinator verwiesen, wo „alltägliche" Sicherheitsmängel beanstandet wurden. Der SiGe-Koordinator durfte jedoch auf die Arbeitsverfahren und somit die Bauzeit keinen Einfluss nehmen.
Die sicherheitsspezifischen Aspekte (z. B. Schichtarbeit, Nachtarbeit ...) mussten bei dieser Baumaßnahme noch hinter den terminlichen Forderungen der Bauherrschaft stehen.

4.5.4 Hilfsmittel

Liste der Beteiligten
Die Liste der Beteiligten ist ein fortzuschreibendes Verzeichnis, das wie folgt aufgebaut ist:

- Verzeichnis Bauherr, Planer und ausführende Firmen.
- Verzeichnis Nachunternehmer Rohbau
- Verzeichnis Fachingenieure
- Verzeichnis Lieferanten
- Verzeichnis interne Ansprechpartner
- Telefonliste Arbeitssicherheit

Baustellenordnung
In der Baustellenordnung waren weitere wichtige Ansprechpartner für die Koordinierung und die Rettungskette schon im Vorfeld der Baumaßnahme aufgelistet.

Unfallverhütungsvorschriften (UVV)
Alle notwendigen UVV müssen auf der Baustelle vorhanden sein und die am Bau Beteiligten sind auf die wichtigsten Punkte regelmäßig hinzuweisen.

4.6 Erfahrungen mit dem SIGEKO aus Sicht der Bauleitung

Das Thema Arbeitssicherheit und vor allem die Inhalte sind nur dann auf der Baustelle umsetzbar, wenn es den Verantwortlichen gelingt, jeden einzelnen zu sensibilisieren. Ein stures Umsetzen der einschlägigen Vorschriften schafft auf der Baustelle nur eine „Anti- Haltung".

Es ist die vordringlichste Aufgabe des SiGe-Koordinators, Sicherheitsbewusstsein bei allen am Bau Beteiligten zu schaffen. Nur durch ein Miteinander können die Ziele der Baustellenverordnung erreicht werden.

5 Verantwortung und Haftung des Koordinators i. S. der Baustellenverordnung

Prof. Dr. Jürgen Knacke / Dr. Peter Schütz

5.1 Einleitung

Nachdem am 01.07.1998 die „Baustellenverordnung" in Kraft getreten ist, hat die Bauwirtschaft begonnen, sich mit Hilfe umfänglicher Seminar- und Fortbildungsveranstaltungen mit dieser Neuerung vertraut zu machen. Erste Stellungnahmen des rechtswissenschaftlichen Schrifttums liegen ebenfalls vor[1].

Charakteristisch für die auf eine Richtlinie der EG zurückgehende Verordnung[2] ist, dass sie mit dem Koordinator (§ 3 BaustellV) einen neuen Akteur ins Baugeschehen einführt. Die BaustellV macht den Koordinator zur „Zentralfigur der Baustellenplanung und Baustellenorganisation"[3]. Ihm ist ein spezifischer Pflichtenkreis zugeschrieben. Da dieser Pflichtenkreis vornehmlich auf den Schutz von Leben und Gesundheit zielt, liegt die Frage nach der Haftung des Koordinators nahe. Im Schrifttum wird sogar mahnend von einer „Haftungsfalle"[4] für Architekten und Ingenieure gesprochen, welche die Aufgaben des Koordinators übernehmen.

Vor diesem Hintergrund werden in diesem Kapitel die Fragen vertraglicher und deliktischer Haftung erörtert, die mit der europarechtlich inspirierten Neuschöpfung des Koordinators verbunden sind.

---

1 *Häusler*, MittBl. ARGE-Baurecht 4/96, 77 (zur zugrundeliegenden EG-Richtlinie); *Kollmer*, NJW 1998, 2634; *Kleinhenz*, ZfBR 1999, 179; *Moog*, BauR 1999, 795; *Quack*, AHO-Informationen 2/99, 31; *Weyand*, ZVgR 1999, 92, *Rozek/Röhl*, BauR 1999, 1394; *Schmidt*, ZfBR 2000,3.

2 Zum europarechtlichen Hintergrund sogleich 5.3.1.

3 *Moog*, BauR 1999, 795 (797).

4 *Quack*, AHO-Informationen 2/99, 31.

5.2 Der Koordinator nach § 3 BaustellV

5.2.1 Allgemeines

Nach § 3 Abs. 1 BaustellV sind für Baustellen, auf denen Beschäftigte mehrerer Arbeitgeber tätig werden, ein oder mehrere geeignete Koordinatoren zu bestellen. Mit dieser Pflicht richtet sich die BaustellV primär an den Bauherrn selbst (§ 4 Hs. 1 BaustellV). Ihm obliegt eine spezifische Koordinationspflicht, die er entweder in eigener Person oder durch die Einschaltung Dritter zu erfüllen hat. Die Verantwortung für den gefahrlosen Arbeitsablauf auf größeren Baustellen wird auf den Bauherrn als Veranlasser der Baustelle übertragen; sie tritt neben die arbeitsschutzrechtlichen Pflichten der auf der Baustelle tätigen Unternehmen gegenüber ihren Arbeitnehmern.

Statt einen Koordinator zu bestellen, kann der Bauherr nach § 3 Abs. 1 Satz 2 BaustellV die Aufgaben des Koordinators auch selbst wahrnehmen[1]. Der Bauherr kann ferner nach § 4 Hs.2 BaustellV auch einen Dritten mit der Bestellung des Koordinators beauftragen. Dabei hat der beauftragte Dritte wiederum die Möglichkeit nach § 3 Abs. 1 Satz 2 BaustellV, die Aufgaben des Koordinators selbst wahrzunehmen. Als Koordinator kommen daher der Bauherr, ein vom Bauherrn bestellter Koordinator, ein vom Bauherrn beauftragter Dritter oder ein vom beauftragten Dritter bestellter Koordinator in Betracht.

Zunächst muss der Bauherr allerdings klären, ob seine Baustelle einen Anwendungsfall des §3 Abs. 1 S. 1 BaustellV darstellt. Insbesondere fragt sich, ob auch dann eine Baustelle, auf der Beschäftigte mehrerer Arbeitgeber tätig werden, vorliegt, wenn der Bauherr einen Generalunternehmer beauftragt. Ließe sich dies verneinen, so könnte sich der Bauherr durch Einschaltung eines Generalunternehmers der Pflicht aus § 4 BaustellV i. V. m.§ 3 Abs. 1 S. 1 BaustellV entziehen[2].

Gegen diese Ansicht spricht jedoch entscheidend, dass die BaustellV nicht darauf abstellt, wie vielen Vertragspartnern der Bauherr gegenübersteht, sondern darauf, wie viele Arbeitgeber auf der Baustelle - sei es auch als Nachunternehmer - tätig sind[3]. Die BaustellV statuiert eine übergreifende Verantwortung des Bauherrn für die Sicherheit der Baustelle. Es entspricht daher Sinn und Zweck der BaustellV, auch beim Einsatz eines Generalunternehmers und mehrerer Nachunternehmer von der Pflicht zur Bestellung eines Koordinators auszugehen[4].

---

1 Dazu sogleich 5.2.3.

2 So noch die Oberfinanzdirektion Stuttgart, Schreiben vom 30.11.1998 (AZ: III B 830-136/4617/98 - LVB 13).

3 Ebenso *Kleinhenz*, ZfBR 1999, 179 (181).

4 Zutreffend Ministerium für Umwelt und Verkehr Baden-Württemberg, Sicherheit und Gesundheitsschutz auf Baustellen. Erläuterungen zur Baustellenverordnung, 1999, S. 16; *Kleinhenz*, ZfBR 1999, 179 (181), allerdings mit der Einschränkung, dass sich die Bestellung des Koordinators dann erübrigen könne, wenn dem Generalunternehmer der Einsatz von Subunternehmern insgesamt verboten sei.

Nicht ausgeschlossen ist nach dem oben Gesagten freilich, dass der Bauherr gerade den Generalunternehmer zum Koordinator bestellt oder ihn mit der Bestellung eines Koordinators beauftragt.

5.2.2 Aufgaben des Koordinators

Im Hinblick auf den Aufgabenbereich des Koordinators ist zu differenzieren:

Ein erster Pflichtenkreis betrifft die Ausführungsplanung des Bauvorhabens (§ 3 Abs. 2 BaustellV). Als Planungskoordinator hat der Koordinator zunächst die in § 2 Abs. 1 BaustellV vorgesehenen Maßnahmen entsprechend den allgemeinen Grundsätzen des § 4 ArbSchG zu koordinieren. Er hat sodann den Sicherheits- und Gesundheitsplan (sog. SiGe-Plan) auszuarbeiten. Schließlich obliegt es ihm, eine Unterlage mit den erforderlichen, bei möglichen späteren Arbeiten an der baulichen Anlage zu berücksichtigenden Angaben zur Sicherheit und zum Gesundheitsschutz zusammenzustellen[1].

Ein zweiter Pflichtenkreis betrifft die Bauausführung. Als Ausführungskoordinator (§ 3 Abs. 3 BaustellV) hat der Koordinator die allgemeinen Grundsätze des § 4 ArbSchG anzuwenden. Er hat die Arbeitgeber und Unternehmer ohne Beschäftigte daraufhin zu überwachen, ob diese die erforderlichen Maßnahmen des Arbeitsschutzes treffen. Er hat den SiGe-Plan bei erheblichen Änderungen in der Ausführung des Bauvorhabens anzupassen. Die Zusammenarbeit der Arbeitgeber ist von ihm zu organisieren. Die ordnungsgemäße Anwendung der Arbeitsverfahren durch die Arbeitgeber ist zu koordinieren und zu überwachen[2].

Aus der Unterscheidung von Planungskoordinator und Ausführungskoordinator folgt, dass diese verschiedene Personen sein können.

5.2.3 Qualifikation des Koordinators

Die BaustellV sieht vor, dass der Bauherr die Funktion des Koordinators auch selbst wahrnehmen kann. Die Einschaltung eines Dritten ist mithin nicht zwingend[3]. Gleichwohl wird die Möglichkeit der Koordination durch den Bauherrn selbst auf Ausnahmefälle beschränkt sein.

---

1 Vgl. hierzu: Ministerium für Umwelt und Verkehr Baden-Württemberg, Sicherheit und Gesundheitsschutz auf Baustellen. Erläuterungen zur Baustellenverordnung, 1999, S. 18 f. Zum SiGe-Plan nach §§ 2 Abs. 3, 3 Abs. 2 Nr. 2 und Abs. 3 Nr. 3 BaustellV vgl. ARGE der Bau-Berufsgenossenschaften/Tiefbauberufsgenossenschaft, SIGEPLAN, Leitfaden zur Erstellung eines Sicherheits- und Gesundheitsschutz-Planes, 1998. Zu der Unterlage nach § 3 Abs. 2 Nr. 3 BaustellV vgl. ARGE der Bau-Berufsgenossenschaften/Tiefbauberufsgenossenschaft, UNTERLAGE. Leitfaden zur Erstellung einer Unterlage für spätere Arbeiten am Bauwerk, 1998.

2 Ministerium für Umwelt und Verkehr Baden-Württemberg, Sicherheit und Gesundheitsschutz auf Baustellen. Erläuterungen zur Baustellenverordnung, 1999, S. 19 f.

3 Hierin sehen *Rozek/Röhl*, BauR 1999, 1394 (1397 ff.) einen Verstoß gegen Europarecht.

Angesichts der vielfältigen und anspruchsvollen Aufgaben, die der Koordinator in der Planungs- und Ausführungsphase zu erfüllen hat, werden an die Qualifikation zurecht substantielle Anforderungen gestellt[1]. Erforderlich sind neben baufachlichen Kenntnissen des Koordinators auch solche auf dem Gebiet des Sicherheits- und Gesundheitsschutzes sowie eine gewisse Baustellenerfahrung. Je nach Art und Umfang des Bauvorhabens werden nur Architekten und Ingenieure, ggf. auch Techniker und Meister diese Anforderungen erfüllen.

Ein Bauherr, der sich die Aufgaben des Koordinators selbst zutraut, ohne aber die erforderliche Qualifikation zu besitzen, läuft daher Gefahr, einem Geschädigten bereits aus dem Gesichtspunkt des Übernahmeverschuldens für eine fehlerhafte Koordination zu haften.

Im Regelfall wird der Bauherr den Weg nach § 4 Hs. 1 bzw. Hs. 2 BaustellV wählen und entweder unmittelbar einen Koordinator bestellen oder einen Dritten (bspw. den Generalunternehmer) mit der Bestellung beauftragen. Schon wegen der Möglichkeit, der aus der BaustellV fließenden arbeitsschutzrechtlichen Pflichten ledig zu werden, wird sich der Bauherr dabei für die Beauftragung nach § 4 Hs. 2 BaustellV entscheiden.

Regelmäßig ist der Architekt oder Ingenieur, dem nach der HOAI die Ausführungsplanung sowie die Bauüberwachung obliegen, für die Rolle des Koordinators prädestiniert[2]. Er kann dann die arbeitsschutzrechtlichen Anforderungen an die Ausführungsplanung (§ 2 BaustellV i. V. m. § 3 Abs. 2 BaustellV) sowie an die Ausführungen des Bauvorhabens selbst (§ 3 Abs. 3 BaustellV) in einer Hand konzentrieren.

Zudem kann der Architekt, der mit der Planung und Objektüberwachung ohnehin beauftragt ist, die Koordinationsaufgaben günstiger übernehmen als ein Sonderfachmann[3]: Die Ein-arbeitung in das Projekt entfällt; die Abstimmung mit den anderen am Bau Beteiligten ist bereits organisiert[4]. In der Praxis wird sich deshalb wohl die Personalunion von Architekt und Koordinator durchsetzen.

---

[1] Ministerium für Umwelt und Verkehr Baden-Württemberg, Sicherheit und Gesundheitsschutz auf Baustellen. Erläuterungen zur Baustellenverordnung, 1999, S. 17 (auch zum folgenden).

[2] Vgl. auch *Moog*, BauR 1999, 795 (797): Architekt bzw. Bauleiter/Projektsteuerer als der „geborene Koordinator". Europarechtliche Bedenken gegen den Bauleiter als Koordinator bei *Rozek/Röhl*, BauR 1999, 1394 (1400).

[3] Zur Frage der Vergütung vgl. unten 5.2.4.

[4] Architektenkammer Nordrhein-Westfalen, Honorarempfehlung Baustellenverordnung, http://www.aknw.de/news/news-honorarempf.htm.

5.2.4 Vertragsbeziehung und Vergütung

Bestellt der Bauherr einen Koordinator, so wird dies auf der Grundlage einer vertraglichen Abrede, eines Koordinatorenvertrages, geschehen[1]. Dessen Qualifikation als Werk- oder Dienstvertrag ist nicht eindeutig. In der Literatur werden die dienstvertraglichen Elemente der Koordinationstätigkeit hervorgehoben[2].

Allerdings enthält jeder Architektenvertrag sowohl dienst- als auch werkvertragliche Elemente. Der Bundesgerichtshof (BGH) hat schon in einer Grundsatzentscheidung aus dem Jahr 1959 dargelegt, dass der Architektenvertrag als Werkvertrag zu qualifizieren ist[3]. Dies gilt auch dann, wenn dem Architekten zwar nicht der Vorentwurf, der Entwurf und die Bauvorlagen, aber die sonstigen Architektenleistungen nach der GOA in Auftrag gegeben waren[4]. In Weiterführung dieser Judikatur hat der BGH auch den Vertag über die örtliche Bauaufsicht nach der GOA als Werkvertrag qualifiziert[5]. Die Entscheidung trifft darüber hinaus auch auf die Objektüberwachung nach der HOAI zu; selbst bei Teilleistungen aus dem Bereich der Objektüberwachung ist danach Werkvertragsrecht anwendbar.

Da die Leistungen sowohl des Planungs-, als auch des Ausführungskoordinators mit den vom BGH als werkvertaglich qualifizierten Leistungsbildern vergleichbar sind, liegt es nahe, auch Koordinatorenverträge den §§ 631 ff. BGB zu unterstellen und somit als Werkverträge anzusehen.

Fraglich ist weiter, ob auf die Tätigkeit des Koordinators das öffentliche Preisrecht der HOAI Anwendung findet. Hiergegen spricht jedoch entscheidend, dass die Erstellung und Umsetzung bzw. Überwachung einer eigenständigen Sicherheits- und Gesundheitsschutzplanung, wie sie die BaustellV verlangt, außerhalb der Grundleistungen des § 15 Abs. 2 HOAI angesiedelt ist[6]. Die Koordinationspflichten enthalten gegenüber diesen Leistungsbildern zusätzliche Elemente, die eine gesonderte Behandlung rechtfertigen.
Die Vergütung des Koordinators kann daher frei ausgehandelt werden[7]. Die Architekten-kammer Nordrhein-Westfalen hat z. B. hierzu Vorschläge entwickelt[8].

---

1 Gleiches gilt - eine Stufe weiter - , wenn der Beauftragte Dritte nach § 4 Hs. 2 BaustellV einen Koordinator bestellt. In diesem Fall bestehen allerdings zwei zu unterscheidende Vertragsbedingungen: Zum einen das Auftragsverhältnis zwischen Bauherrn und Drittem, zum anderen das Bestellungsverhältnis zwischen Drittem und Koordinator.

2 *Quack*, AHO-Informationen, 2/99, 31 (32); *Schmidt*, ZfBr 2000, 3 (4 f.).

3 BGH, NJW 1960, 431.

4 BGH, NJW 1974, 898.

5 BGH, NJW 1982, 438. Zum Projektsteuerervertrag (Generalunternehmercontrolling) vgl. BGH, IBR 1999, 423: Werkvertrag.

6 Ausführlich *Kleinhenz*, ZfBR 1999, 179 (182).

7 Ebenso *Kleinhenz*, ZfBR 1999, 179 (182); *Moog*, BauR 1999, 795 (797); *Quack*, AHO- Informationen 2/99, 31 (32); *Schmidt*, ZfBR 2000, 3 (5 f.).

8 Honorarempfehlung Baustellenverordnung, http://www.aknw.de/news/news-honorarempf.htm.

5.3 Die BaustellV - Umsetzungsprodukt europäischen Rechts

Ehe die Frage der Haftung des Koordinators näher erläutert werden kann, ist zunächst auf den europarechtlichen Hintergrund dieser Figur einzugehen.

5.3.1 Der europarechtliche Hintergrund

Am 24.07.1992 hat der Rat der EG die Richtlinie 92/571 EWG über die auf zeitlich begrenzten oder ortsveränderlichen Baustellen anzuwendenden Mindestvorschriften für die Sicherheit und den Gesundheitsschutz verabschiedet[1]. Ihre Ermächtigungsgrundlage hat diese Richtlinie in Artikel 118a EG-Vertrag. Danach kann die EG Maßnahmen zur Verbesserung der Arbeitsumwelt und des Schutzes der Sicherheit und der Gesundheit der Arbeitnehmer treffen. Damit steht bereits vom europarechtlichen Ursprung der BaustellV her fest, dass diese dem Arbeitsschutzrecht zuzuordnen ist.

Der EG stehen zur Wahrnehmung ihrer Kompetenzen verschiedene Handlungsmöglichkeiten offen. Während Verordnungen der EG unmittelbar gelten, sind Richtlinien umsetzungsbedürftig. D. h. die EG-Mitgliedsstaaten müssen die Richtlinien innerhalb einer in der Richtlinie gesetzten Frist in das nationale Recht übernehmen. Dabei haben die Mitgliedsstaaten zwar einen gewissen Umsetzungsspielraum, sie sind aber zu einer loyalen, an Sinn und Zweck der Richtlinie orientierten Umsetzung verpflichtet.

Auf diese Weise kommt es zu einer spezifischen Zweistufigkeit der Normengebung. Auf der ersten Stufe steht die EG-Richtlinie. Sie wurde umgesetzt durch die BaustellV der Bundesregierung vom 10. Juni 1998[2], die wiederum auf § 19 Abs. 4 ArbSchG[3] gestützt wird.

Die BaustellV ist mithin - unbeschadet des europarechtlichen Hintergrunds - ein materielles Gesetz des nationalen Rechts. Bei der Auslegung und Anwendung der BaustellV ist jedoch stets der Blick zurück auf die Baustellenrichtlinie der EG geboten. Die nationalen Behörden und

---

1 ABl. EG Nr. L 245 vom 26.08.1992, S. 6 . Es handelt sich um die Achte Einzelrichtlinie i. S. des Art. 16 Abs. 1 der EG-Arbeitsschutzrahmenrichtlinie (Richtlinie 89/391/EWG des Rates vom 12.06.1989 über die Durchführung von Maßnahmen zur Verbesserung der Sicherheit und des Gesundheitsschutzes der Arbeitnehmer bei der Arbeit [ABlEG Nr. L 183 v. 29.06.1989, S. 1]). Sie ist damit Teil eines umfassenden europäischen Arbeitsschutzkonzepts, *Moog*, BauR 1999, 795.

2 Diese Umsetzung erfolgte freilich verspätet, da die EG Baustellenrichtlinie nach ihrem Art. 14 Abs. 1 bis spätestens 31.12.1993 in nationales Recht hätte umgesetzt werden müssen. Fragen der unmittelbaren Anwendbarkeit der EG-Baustellenrichtlinie im Zeitraum zwischen dem Ablauf der Umsetzungsfrist und dem Inkrafttreten der BaustellV stellen sich im Hinblick auf die Haftung jedoch nicht, da die unmittelbare Anwendung nicht zwischen Privaten wirkt. Etwas anderes kann gegenüber der öffentlichen Hand als Auftraggeberin gelten (ebenso Häusler, MittBl. ARGE-Baurecht 4/96, 77 [78]).

3 Gesetz über die Durchführung von Maßnahmen des Arbeitsschutzes zur Verbesserung der Sicherheit und des Gesundheitsschutzes der Beschäftigten bei der Arbeit (Arbeitsschutzgesetz - ArbSchG), erlassen als Art. 1 des Gesetzes zur Umsetzung EG-Rahmenrichtlinie Arbeitsschutz vom 07.08.1996 (BGBl I S. 1246).

Gerichte sind nämlich verpflichtet, das nationale Recht, das der Umsetzung einer Richtlinie dient, richtlinienkonform auszulegen[1]. Zweifelsfragen im Hinblick auf die nationale Vorschrift - hier die BaustellV - sind also stets vor dem Hintergrund der Baustellenrichtlinie der EG, d. h. in dem Sinne zu klären, dass der Zweck der europäischen Norm möglichst optimal erreicht wird.

Zentrale Idee der EG-Baustellenrichtlinie ist die Verbesserung der Koordination der Arbeiten auf solchen Baustellen, auf denen mehrere Unternehmen tätig sind. Ausgangspunkt ist die Erkenntnis, dass Baustellen unter dem Gesichtspunkt des Arbeits- und Gesundheitsschutzes einen Hochrisikobereich darstellen. Die EG-Kommission geht davon aus, dass in der überwiegenden Zahl der Fälle die Ursache für Unfälle bei nicht geeigneten baulichen und/oder organisatorischen Entscheidungen oder einer schlechten Planung der Arbeiten bei der Vorbereitung eines Bauprojekts zu finden ist[2]. Koordinierungsbedarf besteht nach der Leitidee der EG-Richtlinie nicht erst in der Ausführungsphase des Projekts, sondern bereits bei dessen Planung. Um diesen Koordinierungsbedarf zu decken, führt das europäische Recht mit dem Koordinator einen neuen Akteur in das Baugeschehen ein. Dessen oben dargestellte Funktionen nach der BaustellV sind in der EG-Richtlinie vorgezeichnet.

Zur möglichen Haftung des Koordinators äußert sich die EG-Richtlinie indes nur in einem mittelbaren Sinne. Die Vorschrift geht in Artikel 7 Abs. 1 und 2 davon aus, dass durch die Bestellung des Koordinators weder der Bauleiter bzw. Bauherr noch der jeweilige Arbeitgeber gegenüber seinen Arbeitnehmern ihrer jeweiligen vertraglichen oder deliktischen Verantwortung ledig werden. Dadurch ist jedoch nicht ausgeschlossen, dass eine eigene Haftung des Koordinators neben die des Bauherrn, Bauleiters und Arbeitgebers tritt[3].

5.3.2 Die Einpassung in das deutsche Recht

Ihrem europarechtlichen Ursprung gemäß gehört die BaustellV auch im Rahmen des nationalen Rechts nicht dem zivilen Baurecht bzw. Werkvertragsrecht, sondern dem Arbeitsschutzrecht an. Freilich bietet die Verordnung damit ein (weiteres) Beispiel für das Phänomen, dass sich europarechtlich inspirierte Regelungen nicht immer spannungsfrei in die Systematik des mitgliedsstaatlichen Rechts einfügen lassen. Indem sie nämlich ursprünglich arbeitsschutzrechtliche Pflichten gerade dem Bauherrn und dem von ihm zu bestellenden Koordinator auferlegt, verlässt die BaustellV den nach deutschem Arbeitsschutzrecht gezogenen systematischen Rahmen[4].

Arbeitsschutzrecht betrifft nach herkömmlichem Verständnis das Verhältnis des Arbeitgebers zu seinen Arbeitnehmern und konkretisiert die Fürsorgepflichten des Arbeitgebers, die abstrakt

---

[1] Vgl. nur EUGHE 1984, 1891 (1909 Rn. 26) - von Colson und Kamann/Land Nordrhein-Westfalen. Methodisch handelt es sich dabei freilich nicht um Sinnermittlung nach den üblichen Interpretationsregeln, sondern um eine Art „Anpassung" innerhalb einer Normenhierarchie (*Ress*, DÖV 1994, 489 [490 f.]). Vgl. im vorliegenden Zusammenhang *Rozek/Röhl*, BauR 1999, 1394 (1396 ff.)

[2] Hierzu *Häusler*, MittBl. ARGE-Baurecht 4/96, 77.

[3] *Häusler*, MittBl. ARGE-Baurecht 4/96, 77 (78).

[4] Deutlich *Quack*, AHO-Informationen 2/99, 31 (32 f.).

in § 618 BGB normiert sind. Danach hat der „Dienstberechtigte" Räume, Vorrichtungen oder Gerätschaften, die er zur Verrichtung des Dienstes zu beschaffen hat, so einzurichten und zu unterhalten und Dienstleistungen, die unter seiner Anordnung oder seiner Leitung vorzunehmen sind, so zu regeln, dass der Verpflichtete gegen Gefahr für Leben und Gesundheit soweit geschützt ist, als die Natur der Dienstleistung es gestattet.

Eine Verletzung dieser Arbeitgeberpflichten im Falle von Personenschäden löst jedoch regelmäßig keine unmittelbaren Schadensersatzansprüche des Arbeitnehmers gegenüber dem Arbeitgeber aus, da gemäß § 104 StGB VII die Haftung des Unternehmers gegenüber Versicherten der gesetzlichen Unfallversicherung auf Fälle des Vorsatzes beschränkt ist. Allerdings kann die Missachtung der Vorschriften über den Arbeitsschutz zu einem Leistungsverweigerungsrecht der Arbeitnehmer gegenüber dem Arbeitgeber aus § 618 BGB führen.

Bauherr und Architekt stehen zu den Arbeitnehmern der jeweiligen Bauunternehmen indessen nicht in (arbeits-)vertraglichen Beziehungen. Ihnen obliegen zwar Verkehrssicherungspflichten, deren Verletzung zu einer deliktischen Haftung nach § 823 Abs. 1 BGB auch gegenüber den auf einer Baustelle Tätigen führen kann[1]. Arbeitsschutzrechtliche Pflichten trafen sie nach deutschem Recht hingegen bislang nicht[2].

Dies ist nunmehr anders geworden. Damit ist - zumal im Bereich der Haftung - die Frage nach der Aufnahmefähigkeit des deutschen Rechts für diese Pflichtenmehrung auf der Bauherrenseite aufgeworfen. Insbesondere stellt sich das Problem, ob und in welcher Weise das Deliktsrecht den arbeitsschutzrechtlichen Pflichtenkreis des Bauherren und des von ihm bestellten Koordinators verarbeiten kann.

5.4 Haftungsfragen

5.4.1 Haftung von Architekten und Ingenieuren in ihrer Funktion als Koordinator

Kommt es auf der Baustelle zu Unfällen mit Personen- und Sachschäden, so wird künftig die Neigung groß sein, diese auf eine fehlerhafte Koordination i. S. der BaustellV zurückzuführen und zu versuchen, unter diesem Gesichtspunkt Schadensersatz zu erlangen. Im folgenden soll dabei zunächst von dem Regelfall ausgegangen werden, dass die Aufgaben des Koordinators von einem Architekten bzw. Ingenieur wahrgenommen werden.

5.4.1.1 Deliktische Haftung

Der Architekt oder Ingenieur unterhält regelmäßig nur zum Bauherrn, nicht aber zu den Bauunternehmungen (oder deren Arbeitnehmern[3]), die auf der Baustelle tätig sind, vertragliche

---

[1] Vgl. unten 5.4.1.1 § 823 Abs.1 BGB.

[2] Vgl. *Weyand*, ZVgR 1999, 92.

[3] Zum Sonderfall der Haftung aus dem Gesichtspunkt des Vertrages mit Schutzwirkung zugunsten Dritter s. u. 5.4.1.2 Haftung gegenüber den auf der Baustelle Beschäftigten.

Beziehungen. Bei Baustellenunfällen steht daher die deliktische Haftung des Koordinators im Vordergrund. Dabei ist zu beachten, dass insoweit nicht nur ein Schadensersatz-, sondern auch ein Schmerzensgeldanspruch des Verletzten nach § 847 BGB in Betracht kommt.

§ 823 Abs. 1 BGB

Eine deliktische Haftung von Architekten und Ingenieuren für Baustellenunfälle ist kein Novum. Sie war bereits bislang unter dem Gesichtspunkt der Verletzung von Verkehrssicherungspflichten denkbar. Die Haftung beruht in diesen Fällen auf dem Gedanken, dass derjenige, der eine Gefahrenquelle schafft oder andauern lässt, auch für die daraus entstehenden Schäden einzustehen hat, wenn er nicht die ihm zumutbaren Sicherungsvorkehrungen zum Schutze anderer Personen oder Sachen getroffen hat[1].

Neben der Haftung des Bauherrn und des Bauunternehmers, die unmittelbar die Gefahrenquelle „Baustelle" schaffen[2], kommt danach auch eine Haftung des Architekten in Betracht[3]. Dies gilt zunächst bei der Bauausführung, jedenfalls dann, wenn der Architekt zugleich der verantwortliche Bauleiter im Sinne des Bauordnungsrechts ist: Auf Baustellen haftet gemäß § 823 Abs. 1 BGB grundsätzlich derjenige, dem die verantwortliche Bauleitung übertragen ist, für die Verkehrssicherung gegenüber jedem, der sich befugtermaßen auf der Baustelle aufhält[4]. Der BGH hat allerdings klargestellt, dass es sich dabei nicht um eine gesteigerte Verkehrssicherungspflicht handelt, die etwa gegenüber derjenigen des die örtliche Bauaufsicht innehabenden Architekten weitergehende Anforderungen stellt[5]. Ferner bestehen auch schon in der Planungsphase Verkehrssicherungspflichten im Hinblick auf Gefahren, die von der Planung ausgehen können[6].

Die Rechtsprechung geht dabei offenbar davon aus, dass es sich bei den Verkehrssicherungspflichten des Architekten um „abgeleitete" oder „sekundäre" Pflichten handelt, die gegenüber den „primären" des Bauherrn und des Bauunternehmers nachrangig und - sofern der Architekt nicht selbst gefahrerhöhende Anordnungen trifft[7] - nur darauf bezogen sind, konkret erkannte (und erkennbare) Gefahren abzuwehren[8].

---

1 *Werner/Pastor*, Der Bauprozeß, 9. Aufl. 1999, Rdn. 1844 m. zahlr. N. Vgl. nur BGH, NJW-RR 1992, 981.

2 *Werner/Pastor*, a. a. O., Rdn. 1846 ff., 1852 ff.

3 *Bindhardt/Jagenburg*, Die Haftung des Architekten, 8. Aufl. 1981, § 13 Rdn. 11 ff.; § 18 Rdn. 11 ff.; *Schmalzl*, Die Berufshaftpflichtversicherung des Architekten und des Bauunternehmers, 1989, Rdn. 260 ff., 292; *Locher*, Das private Baurecht, 6. Aufl. 1996, Rdn. 451 ff.; *Vogel/Vogel*, BauR 1998, 156; *Werner/Pastor*, a. a. O., Rdn. 1858 ff.

4 BGH, VersR 1968, 470 (471); vgl. ferner BGH, VersR 1971, 84 (85); VersR 1974, 426; NJW 1977, 898; NJW 1984, 360.

5 BGH, NJW 1977, 898.

6 *Werner/Pastor*, Der Bauprozeß, 9. Aufl. 1999, Rdn. 1859.

7 BGH, NJW 1984, 360. Vgl. ferner BGH, BauR 1989, 504; OLG Frankfurt, BauR 1992, 255; OLG Düsseldorf, BauR 1996, 731.

8 BGH, NJW 1977, 898. Vgl. ferner OLG Hamm, BauR 1980, 378; OLG Köln, BauR 1994, 649; NJW-RR 1995, 156; OLG Nürnberg, BauR 1996, 135; OLG Düsseldorf, BauR 1996, 731. Zusammenfassend *Vogel/Vogel*, BauR 1998, 156.

Diese Einschränkung erscheint zweifelhaft, wenn man in Betracht zieht, dass der Architekt kraft seiner Ausbildung mit den besonderen Problemen der Bauausführung besonders vertraut ist. Die Baustelle ist auch sein Verantwortungsbereich. Er hat daher seine Planung auf die Vermeidung und Beherrschung von Gefahrenquellen und von typischen mit der Bauabwicklung verbundenen Gefahren hin auszurichten. Die Gefahrbeherrschung obliegt ihm unabhängig davon, ob die Gefahren aus der Planung, Koordinierung oder Bauausführung herrühren. Daher hat er - unabhängig von der Geltung der BaustellV- Anordnungen über grundsätzliche Sicherheitsmaßnahmen schon aus dem Gesichtspunkt der Verkehrssicherungspflicht zu treffen[1]. Es handelt sich dabei um Verkehrssicherungspflichten kraft beruflicher Verantwortung[2].

Eine solche berufsspezifische Pflichtenstellung zeichnet auch den Koordinator nach § 3 Abs.1 BaustellV aus. Wer die Aufgaben des Koordinators übernimmt, unterliegt mithin gesetzlich ausgeformten Verkehrssicherungspflichten „kraft Amtes". Eine „Anreicherung" der allgemeinen Verkehrssicherungspflicht durch normative Vorgaben ist auch sonst nichts Ungewöhnliches. Insbesondere die Unfallverhütungsvorschriften der Berufsgenossenschaften werden von der Rechtsprechung zur Konkretisierung von Verkehrssicherungspflichten herangezogen[3]. Dass sich die Anforderungen der BaustellV - anders als die Unfallverhütungsvorschriften - dabei an die Bauherrenseite richten, schließt es nicht aus, sie als Konkretisierungen der Verkehrssicherungspflicht zu begreifen[4].

Daher ist festzuhalten: Die Pflichten des Koordinators lassen sich in das deutsche Recht derart einpassen, dass sie den berufsspezifischen Verkehrssicherungspflichten zugeordnet werden. Sie beschreiben damit eine besondere Verkehrssicherungspflicht des Koordinators, welche gegenüber der allgemeinen Verkehrsicherungspflicht (des Architekten) durch normative Vorgaben angereichert und präzisiert ist. Verletzt der Koordinator schuldhaft seine Pflichten, so haftet er für Körperschäden der auf der Baustelle Beschäftigten unmittelbar aus § 823 Abs.1 BGB.

§ 823 Abs. 2 i. V. m. den Vorschriften der BaustellV

Eine Haftung des Koordinators kommt ferner aus § 823 Abs. 2 BGB i. V. m. den Vorschriften der BaustellV in Betracht. Voraussetzung ist, dass diese als Schutzgesetze i. S. d. § 823 Abs. 2 BGB, d. h. als Normen qualifiziert werden können, die nicht nur dem Schutz der Allgemeinheit, sondern zumindest auch dazu dienen sollen, den einzelnen oder einzelne Personenkreise gegen die Verletzung eines Rechtsguts zu schützen[5]. Voraussetzung ist weiter, dass der Gesetzgeber den Individualschutz gerade durch Einräumung von Schadensersatzansprüchen gewährleisten

---

[1] *Locher*, Das private Baurecht, 6. Aufl. 1996, Rdn. 454, im Anschluss an *Ganten*, BauR 1973, 148 (153). Vgl. jetzt auch OLG Frankfurt, BauR 1998, 152 m. krit. Anm. v. *Vogel/Vogel*.

[2] *Mertens*, in: MüKo, § 823 Rdn. 214.

[3] *Mertens*, in: MüKo, § 823 Rdn. 184; *Werner/Pastor*, Der Bauprozeß, 9. Aufl. 1999, Rdn. 1847, jeweils m. w. N. Vgl. im hier interessierenden Zusammenhang BGH, NJW 1977, 898.

[4] In diese Richtung aber wohl *Quack*, AHO-Informationen 2/99, 31 (32 f.).

[5] BGHZ 46, 17 (23); BGHZ 122, 1 (9); *Palandt/Thomas*, § 823 Rdn. 140.

will[1]. Schutzgesetz können dabei nicht nur Gesetze im formellen Sinne, sondern auch Rechtsverordnungen sein[2].

Für den Schutzgesetzcharakter der BaustellV spricht, dass die Verordnung nach § 1 Abs. 1 der wesentlichen Verbesserung von Sicherheit und Gesundheitsschutz der Beschäftigten auf Baustellen dient. Sie will also gerade eine bestimmte, in einem Hochrisikobereich tätige Personengruppe schützen. Hinzu kommt, dass die BaustellV im Sinne der EG-Baustellenrichtlinie auszulegen ist. Es entspricht nämlich einem Grundzug des europäischen Rechts, dem durch eine Norm Begünstigten auch subjektive Ansprüche im Hinblick auf die Einhaltung dieser Norm zuzubilligen[3]. Diesem Ansatz lässt sich durch die Interpretation der BaustellV als Schutzgesetz in europarechtskonformer Weise Rechnung tragen.

Von den Unfallverhütungsvorschriften der Berufsgenossenschaften, deren Eigenschaft als Schutzgesetze von der h. M. zurecht verneint wird[4], unterscheidet sich die BaustellV schon dadurch, dass es sich bei ihr um staatlich gesetztes Außenrecht handelt, nicht hingegen um eine spezielle Sonderordnung, die von den Berufsgenossenschaften autonom geschaffen wird[5]. Die Anerkennung der BaustellV als Schutzgesetz birgt daher nicht die Gefahr, dass das Deliktsrecht unter den nicht kontrollierbaren Einfluss autonomer Körperschaften gerät[6].

Der Koordinator haftet daher für von ihm zu vertretende Koordinationsfehler, die für einen Unfall ursächlich sind, auch gemäß § 823 Abs. 2 BGB i. V. m. den Vorschriften der BaustellV[7].

5.4.1.2 Vertragliche Haftung

Haftung gegenüber dem Auftraggeber

Der Koordinator haftet vertraglich zunächst gegenüber seinem Auftraggeber (entweder der Bauherr oder ein von diesem Beauftragter Dritter) nach den Grundsätzen des Werkvertragsrechts. Insoweit gelten keine Besonderheiten.

Haftung gegenüber den auf der Baustelle Beschäftigten

Es lässt sich jedoch auch daran denken, eine unmittelbare vertragliche Haftung des Koordinators gegenüber den auf der Baustelle Beschäftigten aus dem Gedanken des Vertrages mit Schutzwirkung für Dritte herzuleiten. Der Koordinator wird regelmäßig vom Bauherrn oder von

---

1 BGH, NJW 1980, 1792.

2 *Palandt/Thomas*, § 823 Rdn. 140. Vgl. bereits RGZ 135, 242 (245).

3 Das dahinter stehende Konzept zielt darauf ab, den einzelnen für die Durchsetzung des Gemeinschaftsrechts zu aktivieren, *von Danwitz*, DÖV 1996, 481 ff. Dieser Ansatz trägt auch die Begründung europarechtlich fundierter Staatshaftungsansprüche; vgl. etwa EUGHE 1991, 5357 (5408 ff.) - Francovich.

4 BGH, VersR 1957, 584; VersR 1961, 160 (161); NJW 1968, 641; VersR 1969, 827 (828); *Mertens*, in: MüKo, § 823 Rdn. 184.

5 Vgl. auch *Kleinhenz*, ZfBR 1999, 179 (181).

6 Zu diesem Argument *Mertens*, in: MüKo, § 823 Rdn. 184.

7 *Moog*, BauR 1999, 795 (798, 799); *Quack*, AHO-Informationen 2/99, 31 (33); im Ergebnis wohl auch *Kleinhenz*, ZfBR 1999, 179 (181).

demjenigen bestellt, der vom Bauherrn hierzu beauftragt wurde. Insoweit bestehen vertragliche Beziehungen. Die Frage ist, ob dieser Koordinatorenvertrag gem. §§133, 157 BGB ergänzend dahin ausgelegt werden muss, dass die auf der Baustelle Beschäftigten unmittelbar aus diesem Vertrag einen Schadensersatzanspruch haben. Eine solche ergänzende Vertragsauslegung kommt in Betracht, wenn sich der Geschädigte im Hinblick auf die verletzte Vertragspflicht in Leistungsnähe befand, der Gläubiger dieser Pflicht an der Einbeziehung des Geschädigten in den vertraglichen Schutz ein dem Schuldner erkennbares Interesse hat und schließlich der Geschädigte im Hinblick auf die Erstreckung des vertraglichen Schutzes auch schutzbedürftig ist[1].

Die auf der Baustelle Beschäftigten befinden sich im Hinblick auf die dem Koordinator aus dieser vertraglichen Beziehung obliegenden Pflichten in Leistungsnähe, da dieser gerade die von diesen Beschäftigten durchzuführenden Arbeiten im Hinblick auf Sicherheit und Gesundheit optimieren soll. Der Gläubiger - regelmäßig der Bauherr, der einen Koordinator bestellt - hat auch an der Einbeziehung der auf der Baustelle Beschäftigten in die Schutzwirkung des Vertrags ein besonderes Interesse, weil er mit der Bestellung des Koordinators eine eigene arbeitsschutzrechtliche Verpflichtung erfüllt, die ihm die BaustellV gegenüber diesen Beschäftigten auferlegt. Für den Koordinator ist die Drittbezogenheit seiner Leistungspflichten schließlich auch ohne weiteres erkennbar.

Fraglich kann allenfalls sein, ob die auf der Baustelle Beschäftigten auch schutzbedürftig sind. Das für die Einbeziehung in die Schutzwirkung eines Vertrages erforderliche Schutzbedürfnis entfällt nämlich dann, wenn das Interesse des Dritten durch eigene vertragliche Ansprüche bereits voll abgedeckt ist[2]. Dies ist jedoch nicht der Fall. Die auf der Baustelle Beschäftigten haben zunächst regelmäßig keine eigenen vertraglichen Ansprüche gegen den Bauherrn, der Gläubiger der Koordinatorenpflichten ist. Ihre vertraglichen Schadensersatzansprüche gegen den eigenen Arbeitgeber hängen ferner von anderen Voraussetzungen ab als die Ansprüche aus dem Gesichtspunkt des Vertrags mit Schutzwirkung für Dritte. Sie lassen daher die Schutzbedürftigkeit nicht entfallen[3].

Der Koordinator haftet gegenüber den auf der Baustelle Beschäftigten daher auch vertraglich für eine schuldhafte (§ 276 BGB) Verletzung der Koordinatorenpflichten aus dem Gesichtspunkt des Vertrags mit Schutzwirkung für Dritte[4].

5.4.1.3 Haftungsausschluss

Angesichts der vielfältigen Haftungsgründe stellt sich die Frage, ob der Koordinator sich von der Haftung möglicherweise freizeichnen kann. In den kursierenden Musterverträgen für Koordinatoren ist z. T. ein Haftungsausschluss ausdrücklich vorgesehen. Dies hilft indes allenfalls im

---

1 Vgl. nur *Palandt/Heinrichs*, § 328 Rdn. 16-18.

2 BGH, NJW 1995, 1739 (1747 m. w. N.).

3 *Gottwald*, in: MüKo, § 328 Rdn. 92; im Anschluss daran auch *Moog*, BauR 1999, 795 (799).

4 Ebenso *Moog*, BauR 1999, 795 (798 f.).

Verhältnis zum Bauherrn weiter[1]. Die unmittelbare deliktische Haftung gegenüber den auf der Baustelle Beschäftigten vermag eine solche Freizeichnungsklausel naturgemäß nicht auszuschließen[2]. Lediglich im Hinblick auf die vertragliche Haftung unter dem Gesichtspunkt des Vertrags mit Schutzwirkung für Dritte kann die zwischen Bauherrn und Koordinator vereinbarte Freizeichnung auch zu Lasten der geschützten Dritten wirken[3].

5.4.2 Haftung sonstiger Akteure

5.4.2.1 Haftung des Bauherrn

Der Bauherr haftet den auf der Baustelle Beschäftigten regelmäßig nicht aus Vertrag, weil er zu ihnen keine eigenen vertraglichen Beziehungen unterhält.

Eine deliktische Haftung wird im Hinblick auf die aus der BaustellV resultierenden Pflichten regelmäßig ebenfalls ausscheiden. Bereits vor Inkrafttreten der BaustellV war anerkannt, dass den Bauherrn, der die Verkehrssicherungspflicht auf einen Architekten oder Bauunternehmer übertragen hat, allenfalls noch eine Anweisungs- und Überwachungspflicht treffen kann. Er bleibt zu eigenem Eingreifen verpflichtet, wenn er Gefahren sieht oder sehen müsste, wenn er Anlass zu Zweifeln hat, ob der von ihm Beauftragte den Sicherungsbedürfnissen in der gebührenden Weise Rechnung trägt oder wenn dessen Tätigkeit mit besonderen Gefahren verbunden ist, die auch er, als Auftraggeber, hätte erkennen oder durch eigene Anweisungen abstellen können[4].

Durch die Bestellung eines Koordinators wird der Bauherr also von der ihn treffenden Verantwortung nicht gänzlich frei. Dies entspricht auch Artikel 7 Abs. 1 der Baustellenrichtlinie der EG.

Etwas anderes gilt nur dann, wenn der Bauherr einen Dritten mit der Bestellung eines Koordinators beauftragt (§ 4 Hs. 2 BaustellV). In diesem Fall trifft den Bauherrn keine arbeitsschutzrechtliche Verantwortung mehr. § 4 Hs. 2 BaustellV sieht nämlich vor, dass ein Dritter damit beauftragt werden kann, die Bestellung eines Koordinators „in eigener Verantwortung" vorzunehmen. Zurecht weist Moog daraufhin, dass diese vollständige Überwälzung der Verantwortung ohne Vorbild ist[5]. In diesem Fall bleibt es für den Bauherrn bei der - durch Vorschriften der BaustellV nicht angereicherten - allgemeinen Verkehrssicherungspflicht.

Unterlässt es der Bauherr, einen Koordinator zu bestellen oder einen Dritten mit der Bestellung eines Koordinators zu beauftragen und entsteht hieraus den auf der Baustelle beschäftigten Arbeitnehmern ein Schaden, so haftet der Bauherr unmittelbar aus § 823 Abs. 1 BGB bzw. §823

---

[1] Insoweit dürfte freilich die Haftungsfreizeichnung in Koordinatoren-AGB unwirksam sein, weil die Kardinalpflichten des Koordinators betroffen sind, *Quack*, AHO-Informationen 2/99, 31 (33).

[2] *Quack*, AHO-Informationen 2/99, 31 (33), der ferner zurecht daraufhin weist, dass der Bauherr zu einer Haftungsfreistellung im Innenverhältnis kaum bereit sein dürfte.

[3] *Gottwald*, in: MüKo, § 328 Rdn. 99.

[4] *Palandt/Thomas*, § 823 Rdn. 76; vgl. OLG München, BauR 1999, 1037 (1039).

[5] *Moog*, BauR 1999, 795 (799 f.).

Abs. 2 BGB. Wie bereits ausgeführt kann dies auch dann der Fall sein, wenn der Bauherr die Aufgaben des Koordinators selbst wahrnimmt, ohne die hierfür erforderliche Qualifikation[1] zu besitzen.

5.4.2.2 Haftung des beauftragten Dritten (§ 4 Hs. 2 BaustellV)

Soweit der beauftragte Dritte nach § 3 Abs. 1 Satz 2 BaustellV die Aufgaben des Koordinators selbst wahrnimmt, gilt für ihn das zum Koordinator Gesagte. Bestellt er hingegen einen Koordinator nach § 4 Hs. 2 BaustellV i. V. m. § 3 Abs. 1 Satz 1 BaustellV, reduziert sich seine Verantwortung - entsprechend derjenigen des Bauherrn - auf die Auswahl und Überwachung des Koordinators.

5.4.2.3 Haftung des Arbeitgebers (Bauunternehmers)

Arbeitgeber sind regelmäßig die verschiedenen Werkunternehmer, die mit eigenen Kräften auf der Baustelle tätig sind. Art. 7 Abs. 2 Baustellenrichtlinie der EG sieht vor, dass die Verantwortung des Arbeitgebers gegenüber seinen Arbeitnehmern durch diese Richtlinie nicht berührt wird. Demgemäß bestimmt § 5 Abs. 3 BaustellV, dass es im Verhältnis Arbeitgeber/ Arbeitnehmer bei der Geltung der allgemeinen Arbeitsschutz- und Unfallverhütungsvorschriften bleibt. Gleichwohl kommt in diesem Bereich - wie bereits dargelegt - eine unmittelbare Schadensersatzpflicht des Arbeitgebers für Personenschäden der auf der Baustelle Beschäftigten regelmäßig nicht in Betracht, weil insoweit das gesetzliche Unfallversicherungsrecht (§ 104 ff. SGB VII) eingreift.

Soweit der Unternehmer aber selbst als Bauleiter tätig ist und in diesem Rahmen auch die Pflichten des Koordinators übernommen hat, konkretisieren die Bestimmungen der Baustellenverordnung auch die ihm nach § 618 BGB gegenüber seinen Beschäftigten obliegenden Fürsorgepflichten. Die Nichterfüllung kann daher zu einem Leistungsverweigerungsrecht der Arbeitnehmer führen. Gleiches gilt, wenn der Arbeitgeber seine Pflichten aus § 5 Abs. 1 und 2 BaustellV verletzt.

---

[1] Vgl. oben 5.2.3.

5.5 Ergebnis

Die BaustellV erweitert den Sicherheits- und Gesundheitsschutz auf Baustellen. Neben die arbeitsschutzrechtlichen Pflichten des Arbeitgebers (Bauunternehmers) stellt sie eigene arbeitsschutzrechtliche Pflichten des Bauherrn. Damit dehnt sie - im Widerspruch zur bisherigen Systematik der Verantwortungsverteilung im deutschen Recht - die Pflichten der Bauherrnseite über den überschaubaren Rahmen der allgemeinen Verkehrssicherungspflichten hinaus aus[1].

In der Person des vom Bauherrn zu bestellenden Koordinators - einer Neuschöpfung des Europarechts - konzentrieren sich diese arbeitsschutzrechtlichen Pflichten der Bauherrnseite. Zugleich rückt er bei Baustellenunfällen in das Zentrum von Haftungsfragen.

Dabei kommt in Betracht, dass ein Architekt oder Ingenieur, der - im Falle eines Baustellenunfalls - in seiner Funktion als Koordinator für schuldhafte Pflichtverletzungen einzustehen hat, auch nach bisherigem Recht aus dem Gesichtspunkt der Verletzung von Verkehrssicherungspflichten hätte in Anspruch genommen werden können. Die BaustellV - insbesondere der durch sie eröffnete Weg über § 823 Abs. 2 BGB - wird dem Geschädigten jedoch die Geltendmachung seiner Ansprüche erheblich erleichtern.

Deshalb ist es nicht verfehlt, darauf hinzuweisen, dass sich das Haftungsrisiko des Architekten oder Ingenieurs erhöht, wenn diese die Aufgaben des Koordinators übernehmen. Dem ist bei der Aushandlung von Koordinatorenverträgen auf der Ebene der Vergütung Rechnung zu tragen. Zugleich stellt sich für die Berufshaftpflichtversicherer die Frage, ob die Übernahme der Koordinatorenfunktion von der Versicherung des Architekten ohne weiteres gedeckt ist.

Die Entwicklung ist im Fluss. Gewiss erscheint derzeit allein, dass der Gesetzgeber ein weites Feld juristischer Auseinandersetzungen neu eröffnet hat.

---

[1] Zutreffend *Quack*, AHO-Informationen 2/99, 31 (32 f.).

6 Sicherheit und Gesundheitsschutz auf Baustellen - aus Sicht der Arbeits- und Umweltmedizin sowie des allgemeinen Umweltschutzes

Dr. Tilman Hahn

Verschiedene Fachdisziplinen beteiligen sich im wesentlichen an Maßnahmen, um einen Sicherheits- und Gesundheitsschutz im Bauwesen zu gewährleisten (Bild 6.1):

- Medizin: u. a. Arbeitsmedizin, Toxikologie, Umwelthygiene,
- Technik: u. a. technischer Arbeitsschutz, Umweltschutztechnik,
- Ergonomie: die Anpassung der Arbeitsumwelt (Maschinen etc.) an die Bedürfnisse des Menschen (menschengerechte Arbeitsbedingungen),
- Psychologie, Sozialwissenschaften: u. a. Arbeitspsychologie.

Der Sicherheits- und Gesundheitsschutz auf Baustellen steht in enger Beziehung zu (Bild 6.1):

- dem allgemeinen Gesundheitsschutz der Arbeitnehmer (im beruflichen und privaten Bereich) bzw. der sonstigen Bevölkerung,
- dem allgemeinen Umweltschutz.

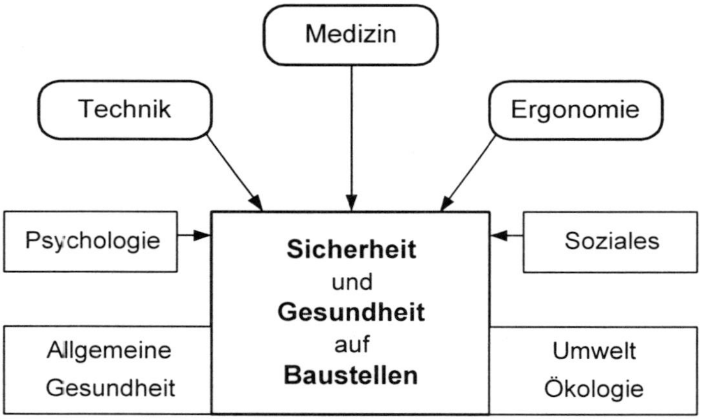

Bild 6.1 Übersicht zu Fachdisziplinen bzw. Komponenten, die mit der Sicherheit und Gesundheit auf Baustellen in Beziehung stehen (modifiziert nach Ruppe (1995)).[1]

Im folgenden werden einige grundlegende Prinzipien der Arbeits- und Umweltmedizin sowie des allgemeinen Umweltschutzes dargestellt - unter den Aspekten der Sicherheit und des Gesundheitsschutzes auf Baustellen. Es können nur Teilbereiche der in Bild 6.1 angeführten Fachdisziplinen und Komponenten angesprochen werden.

Ziel ist es, in Kürze eine wissenschaftlich begründete Basis für umfassende bereits bestehende Datensammlungen und Literatur zu liefern, die praxisorientiert und aktuell wissenschaftliche Fakten für die Koordination von Sicherheit und Gesundheit auf Baustellen aufarbeiten und darstellen (insbesondere Produkte und Daten des Gefahrstoff-Informationssystems der Bau-Berufsgenosenschaften GISBAU wie WINGIS).[2-9]

Die genannten Informationsquellen sollen die Arbeit des SiGe-Koordinators unterstützen. Andere Fachdisziplinen müssen jedoch in Abhängigkeit von der Fragestellung herangezogen werden (z. B. Arbeitsmedizin, Arbeitssicherheit, Umwelthygiene).

6.1 Noxen und Risiken auf Baustellen

Als *Noxen* werden schädigende Stoffe oder Umstände *(Risiken)* am Arbeitsplatz oder in der Umwelt bezeichnet. Noxen werden in verschiedene Gruppen eingeordnet: [2 - 8, 10 - 15, 19, 21]

- *biologische Noxen,*
- *chemische Noxen,*
- *physikalische Noxen,*
- *mechanische Noxen.*

Neben den genannten Noxen haben *Rand- bzw. Umgebungsbedingungen* einen Einfluss auf die Sicherheit und den Gesundheitsschutz:

- *Arbeitsklima* (Hitze, Kälte, Zugluft u. a.), z. T. von großer Bedeutung auf Baustellen,
- *Umweltbedingungen* (Raumklima, Feuchte u. a.),
- *individuelle Faktoren* (Disposition, Konstitution, Verhalten, Ausbildung u. a.),
- *arbeitspsychologische* und *soziologische Aspekte* (Stress, Kommunikation u. a.).

Eine Übersicht zu Noxen, Risiken und Randbedingungen auf Baustellen gibt Bild 6.2 und Tab. 6.1. Die folgenden Darstellungen versuchen einige grundlegende Basisinformationen zu Noxen, Risiken und Prävention zu liefern und anhand ausgewählter Beispiele zu erläutern (nähere Informationen siehe u. a. [2 - 8, 10 - 15, 19, 21]). Die Bewertung von Noxen und ihren Risiken auf dem Baustellensektor (Risikoabschätzung) muss objektiv erfolgen und wissenschaftlichen Kriterien genügen. Des öfteren ist aus methodischen Gründen eine Risikoabschätzung problematisch (z. B. bei Langzeitexposition und niedrigen Einwirkdosen, ggf. unzulässige Übertragung von Fakten der Arbeitsmedizin auf Umweltbedingungen). Im Rahmen der SiGe-Koordination kann die Erfassung, Darstellung und Bewertung von Noxen und Risiken schwierig sein, da u. U. verschiedenste Bausituationen und Sichtweisen berücksichtigt werden müssen.

Die hohen Risiken auf Baustellen spiegeln sich statistisch in erhöhten Unfall- und Erkrankungsraten im Vergleich zu anderen Wirtschaftsbranchen wider: hohe Unfallraten (insbesondere tödliche Unfälle, häufig durch Abstürze, hohe Anzahl von meldepflichtigen Unfällen), hohe Erkrankungszahlen (u. a. erhöhter Krankenstand und hohe Ausfallszeiten, Berufserkrankungen aufgrund bautypischer Risiken, siehe auch 6.1.1 bis 6.1.4), hohe Raten der Frühinvalidität (ca. 50 %) und des Berufswechsels bei älteren Arbeitnehmern.

Bautypische Risiken	Präventionsmaßnahmen
Tätigkeiten, die gleichzeitig oder neben- bzw. übereinander durchgeführt werden	Koordination, Organisation u. a.
Tätigkeiten von verschiedenen Beteiligten mit unterschiedlichen Interessen bzw. Verantwortungsbereichen und deren Wechselwirkungen (ggf. unklare Zuständigkeit und Verantwortung)	Koordination, Organisation u. a.
unterschiedliche Ausbildung bzw. Kenntnisse oder technische Ausrüstung (oft ist ein Mindeststandard nicht gegeben, ggf. falscher Umgang mit Normen, Anleitungen etc., ggf. unzureichende Wartung und Instandhaltung)	Koordination, Organisation, Aus- und Weiterbildung, Anweisungen, Überwachung, Vorbildfunktion, Gewährleistung eines Mindeststandards, Wartung u. a.
ständig wechselnde Verhältnisse auf Baustellen (wechselnde Arbeitsabläufe, -bedingungen und -plätze), diskontinuierliche Arbeit (Personal, Saison)	Koordination, Organisation u. a.
zunehmend komplexe, moderne und anspruchsvolle Bereiche auf vielen Baustellen (z. B. Altlastensanierung, moderne Maschinen; zusätzliches Know-how, neue Risiken)	Koordination, Organisation, Aus- und Weiterbildung, Mindeststandard (auch bezüglich Sicherheit und Gesundheit)
bautypische Risiken: siehe Bild 6.2 und 6.1.1-6.1.4, besondere Risikosituationen (u. a. innerbetrieblicher Verkehr, Druck, Sprengstoff), siehe auch Baustellenverordnung § 2 (3) und Anhang II	Prävention in Abhängigkeit von einzelnen Noxen bzw. Risiken (siehe auch 6.1.1-6.1.4 sowie 6.4)
bautypisches Arbeitsklima / ungünstige Randbedingungen: u. a. Hitze, Kälte, Lärm, Zugluft, siehe Bild 6.2, 6.1.5	Prävention in Abhängigkeit von einzelnen Randbedingungen (siehe auch 6.1.5 und 6.4)
individuelle Risikofaktoren: u. a. mangelnde Eigenverantwortung, erhöhte Risikobereitschaft, Stress, Überstunden, ungenügende Ausbildung und Bildung (häufig Sprachprobleme u. a.), Alkohol- und Tabakkonsum	Prävention in Abhängigkeit von einzelnen Risikofaktoren
Vernachlässigung von Sicherheit und Gesundheit aus Wettbewerbsgründen (Kosten-, Termin- und Zeitdruck, Wettbewerbsverzerrung)	Behördenfunktionen u. a.
mangelnde Durchsetzung von Normen (z. B. fehlende Kenntnisse)	Fortbildung u. a.

Tabelle 6.1 Auswahl von häufigen bautypischen Risiken.

Während akute Unfallfolgen und Erkrankungen häufig in der Statistik gut erfasst werden können, sind chronische Erkrankungen bzw. Krankheiten mit häufig langer Latenzzeit (bis zur Entwicklung von Symptomen) oft schwieriger zu erkennen und mit einer hohen Dunkelziffer behaftet. In einigen statistischen Studien wird darauf hingewiesen, dass bezüglich einiger Risiken Unfall- und Erkrankungszahlen rückläufig sind (z. B. Asbestrisiken). Auf der anderen Seite muss beachtet werden, dass neue Risiken auftreten (z. B. aufgrund neuer Baustoffe oder Technologien) oder Noxen nicht ausreichend erfasst werden.

<table>
<tr><td>biologische Noxen (siehe 6.1.1):
Mikroorganismen (Parasiten, Pilze, Bakterien, Viren)
Pflanzen, Tiere (Bestandteile)</td><td rowspan="4">Sicherheit und Gesundheit auf Baustellen</td><td rowspan="4">Randbedingungen (siehe 6.1.5):
Verhalten von Noxen (z. B. Emission, Immision)
Klima (z. B. Arbeit, Raum)
individuelle Faktoren
Arbeitspsychologie, -soziologie</td></tr>
<tr><td>chemische Noxen (siehe 6.1.2):
feste Stoffe (z. B. Fasern)
flüssige Stoffe
gasförmige Stoffe (z. B. VVOC, VOC, SVOC)</td></tr>
<tr><td>physikalische Noxen (siehe 6.1.3):
elektrische und magnetische Felder (Wechsel- und Gleichfelder)
optische Strahlung
ionisierende Strahlen, Radionuklide
Hitze, Kälte, Lärm</td></tr>
<tr><td>mechanische Noxen (siehe 6.1.4):
Schwingungen, Vibrationen
Sturz, Absturz, Fehl- und Mehrfachbelastungen, Zwangshaltungen
sonstige Verletzungsursachen</td></tr>
</table>

Bild 6.2 Übersicht zu Noxen und Randbedingungen auf Baustellen.

6.1.1 Biologische Noxen

Unter „biologischen Noxen" werden im wesentlichen folgende „belebte Stoffe" zusammengefasst: [16-18]

- Mikroorganismen: Parasiten, Pilze, Bakterien, Viren,
- Tiere (Insekten etc.) bzw. deren Bestandteile (z. B. Milbenkot oder Tierhaare),
- Pflanzen bzw. deren Bestandteile (z. B. allergisierend wirkende Pollen).

Mikroorganismen haben aufgrund ihrer Häufigkeit und ihres hohen Risikopotentials die größte Bedeutung.

Parasiten, Pilze und Bakterien haben eine Zellstruktur und eigenständige Stoffwechsel- und Vermehrungsmöglichkeiten. Das Aufbauprinzip der Zelle von Parasiten und Pilzen entspricht der tierischen bzw. pflanzlichen Zelle (sog. eukaryotische Zelle). Die Bakterienzelle ist einfacher aufgebaut (sog. prokaryotische Zelle). [16,17] Viren haben keine Zellstruktur und können sich nicht selbstständig vermehren bzw. haben keinen eigenständigen Stoffwechsel. Die Vermehrung von Viren erfolgt massenweise in anderen Zellen (z. B. menschliche Zellen), wonach Viren freigesetzt werden (meist mit Zerstörung der Fremdzellen). [16,17] Neben natürlicherweise vorkommenden Mikroorganismen erlangen genetisch veränderte Mikroorganismen eine zunehmende Bedeutung.

6.1.1.1 Risiken und Herkunft von biologischen Noxen im Baubereich

Die Wirkungen und Risiken mikrobiologischer Noxen auf den menschlichen Organismus lassen sich folgendermaßen beschreiben: [17,18]

- Infektionen bezeichnen eine Beziehung zwischen Krankheitserreger und Wirtsorganismus (Mensch) mit sich daraus ergebenden Reaktionen, z. B. Entzündungsreaktionen wie bakteriell bedingte Hauterkrankungen, Legionellenerkrankungen (Pontiac-Fieber, Lungenentzündung) oder Virusinfektionen (z. B. Hepatitis).
- Intoxikationen sind Reaktionen des menschlichen Körpers auf sog. Toxine; Toxine sind Bestandteile von Bakterien bzw. Pilzen oder deren Stoffwechselprodukte, z. B. Neurotoxine von Tetanusbakterien (Wundstarrkrampf), Toxine von Pilzen (Mykotoxine) wie krebserzeugende Aflatoxine oder Mykotoxine in Bioaerosolen bzw. bioorganischen Stäuben (Bioabfälle, Biokompostierung, z. B. toxisch bedingte Lungenerkrankungen).
- eine Allergie kann durch verschiedene Allergene provoziert werden, die von Mikroorganismen stammen (z. B. Pilzsporen oder tierische Bestandteile, siehe auch 6.3.1).

Das Risiko und der Verlauf einer Erkrankung hängt einerseits von der typischen Charakteristik der mikrobiologischen Noxen ab (infektiöse Dosis, Pathogenität), andererseits aber auch von der individuellen Disposition des menschlichen Organismus (z. B. Zustand des Abwehr- bzw. Immunsystems, individuelle Disposition). Auf Baustellen stehen luftgetragene biologische Noxen im Vordergrund des Interesses (s. a. BaustellV Anhang II/2.). Wichtige begünstigende Bedingungen für Mikroorganismen sind folgende Baubereiche:

- Bereiche, in denen Keime bevorzugt wachsen, u. a.:
  - Installationssysteme (sog. Installationskeime wie Legionellen oder Pseudomonaden, insbesondere in modernen Warmwasserinstallationen mit niedrigen Temperaturen, Biofilmbildung und Stagnation),
  - Feuchtbereiche (z. B. Pilzwachstum in feuchten Räumen),
  - abbaubares organisches Material (z. B. Pilzwachstum unter Teppichböden),
  - biologische Materialien, in denen aufgrund der Umgebungsbedingungen Mikroorganismen angezüchtet und selektiert werden: u. a. Bioabfall, Kompostieranlagen.
- Bauteile, die eine Verteilung und Übertragung vorhandener Keime verbessern, u. a.:
  - Bildung von lungengängigen Aerosolen (z. B. Duschköpfe, RLT-Anlagen wie Klimaanlagen, an Aerosolen haftende Mikroorganismen).
- bauliche Gegebenheiten, die zu einer Aufkonzentrierung vorhandener Mikroorganismen im Innenraum führen, u. a.:

- mangelnder Luftwechsel,
- keimbegünstigende Raumbedingungen wie Feuchte oder fehlendes Sonnenlicht.

- unhygienische Situationen im Baubereich (z. B. in nicht industrialisierten Ländern), u. a. ungenügende Sanitäreinrichtungen bzw. Wasserqualität (Fäkalkeime, mangelnde Aufbereitung).
- Risiken in speziellen Baubereichen, u. a.:
  - mit Mikroorganismen kontaminierte Materialien wie Erde (Tetanusbakterien) oder Abwasser (Fäkalkeime),
  - Anzüchtung und Selektion von Mikroorganismen wie in Bioabfällen bzw. bei der Kompostierung (z. B. Risiken durch Aktinomyzeten oder Mykotoxine),
  - durch Installationssysteme (z. B. RLT-Anlagen).

Bestandteile von tierischen und pflanzlichen Organismen verursachen in erster Linie allergische Reaktionen (z. B. Kot von Milben, Tierhaare, Pflanzenpollen; häufig in Stäuben). In beson-deren Fällen können jedoch auch andere Risiken auftreten (z. B. tierische Schädlinge).

6.1.1.2 Präventive Maßnahmen bei biologischen Noxen

Durch geeignete planerische Maßnahmen können Risiken durch Mikroorganismen reduziert werden, u. a.:

- Entfernen oder Ausschalten von Emissionsquellen, Reduktion von Emissionen: z. B. Aufheizen in Warmwasserinstallationen (Verhinderung des mikrobiellen Wachstums), Reduktion von Stagnationszonen in Installationen (Stagnation bedeutet Keimwachstum), Wartung von Installationssystemen (u. a. Verhinderung der Bildung von Biofilmen), desinfizierende Maßnahmen zur Keimreduktion (u. a. Ozon, Wasserstoffperoxid, fungizide Substanzen, Schädlingsbekämpfung), Verhinderung der Emission von Keimen (u. a. Filtervorrichtungen, Überstreichen, Entkernen, Abdeckvorrichtungen);
- Reduktion der Verteilung und der Aufkonzentrierung von Mikroorganismen: z. B. Verhinderung der Aerosolbildung durch geeignetes Design (z. B. Duschköpfe), ausreichender Luftwechsel (u. a. Querlüftung, erhöhte Luftwechselzahlen, RLT-Anlagen);
- Reduktion der Aufnahme von Mikroorganismen durch den Menschen: z. B. Entfernen von Risikopersonen, Abstand halten, Hand- und Körperhygiene (Waschen, Kleiderwechsel etc.), Desinfektion von Haut und Schleimhaut (Händedesinfektion: Reihenfolge Desinfektion-Waschen-ggf. Desinfektion), Handschuhe, Atemschutz;
- medizinische Maßnahmen: z. B. Beratung, gesunde Lebensführung, Vorsorgeuntersuchungen, Schutzimpfungen, Behandlung von Allergieerkrankungen, Wundversorgung.

Die konkreten Präventivmaßnahmen hängen von der Situation des Einzelfalls ab und dürften i. d. R. nach meist notwendigen Voruntersuchungen (z. B. Begehungen, Keimidentifikation) nur von Fachleuten vorgenommen werden (z. B. Umgangserlaubnis mit Mikroorganismen).

6.1.2 Chemische Noxen

Chemische Noxen präsentieren eine große und heterogene Gruppe. Unter Arbeits- und Umweltbedingungen finden sich solche Noxen zumeist nicht als Reinsubstanzen, sondern in Stoffgemischen. Dies erschwert sowohl den analytischen Nachweis (qualitativ und quantitativ) als auch die Risikoabschätzung (meist nur einzelne Substanzen bewertbar). Von vielen chemischen Substanzen bzw. Stoffgemischen existieren keine oder nur ungenügend Daten bezüglich ihrer Zusammensetzung bzw. ihrer gesundheitlichen Risiken. Zu chemischen Noxen auf Baustellen dokumentiert das Informationssystem GISBAU [2-4] (insbesondere WINGIS [2]) im wesentlichen die derzeitige Datenlage (andere Informationen u. a. [11-15, 19, 21]).

Eine Einteilung der chemischen Noxen kann nach unterschiedlichen Gesichtspunkten erfolgen, im folgenden einige Beispiele:

- feste Stoffe, flüssige und gasförmige Stoffe (Aggregatzustand) und ihre Einbindung in das Umgebungsmilieu, u. a.:
  - Aerosole (mehrphasige Systeme von Gasen und darin dispers verteilte Partikel, z. B. Tröpfchen oder Feststoffteilchen in Luft),
  - Stäube, Rauch (Festpartikel in Gasen bzw. Luft),
  - Nebel (flüssige Stoffe in Gasen bzw. Luft),
  - Lösungen,
  - gasförmige Stoffe unterschiedlicher Flüchtigkeit (abhängig vom Siedepunkt bzw. Dampfdruck);
- chemische Struktur bzw. chemische Eigenschaften (z. B. anorganische und organische Verbindungen, aliphatische und aromatische Verbindungen);
- toxikologische Aspekte: z. B. Aufnahme, Metabolisierung, Effekte auf Organsysteme (z. B. Erkrankungen bestimmter Organsysteme), Effekte bestimmter chemischer Strukturkomponenten (z. B. aromatische kondensierte Ringverbindungen mit kanzerogenen Effekten), Ausscheidung;
- praxisbezogene Unterteilung nach Stoffen/ Stoffgruppen bzw. Produkten/ Produktgruppen (z. B. handelsübliche Produkt- und Stoffbezeichnungen).

6.1.2.1 Feste und flüssige Stoffe/Aerosole, Stäube, Rauch, Lösungen

Festpartikel werden im Baubereich bei verschiedenen Arbeiten in hohen Konzentrationen freigesetzt, z. B. Schleifen, Fräsen, Bohren, Sägen (Faserstäube), Schweißarbeiten (Schweißrauche mit Schwermetallen), Verbrennungsprozesse (u. a. Rußpartikel).

Flüssigkeiten können in geschlossenen Systemen (z. B. Kühlsysteme, Gefahr bei Leckagen bzw. Wartungsarbeiten) oder bei offener Anwendung eine Kontaminationsgefahr darstellen.

Im Vordergrund des Interesses steht auf Baustellen die Übertragung auf dem Luftweg (hauptsächlich Aerosole und Stäube) (siehe auch 6.2.2); andere Übertragungswege können jedoch von Bedeutung sein (z. B. Aufnahme von Nebel über die Haut). Zur Risikoabschätzung von festen und flüssigen Stoffen ist die physikalische und chemische Charakterisierung und deren Effekte wesentlich, z. B. Größe, Form, Oberflächeneigenschaften. Häufig sind auch synergistische Effekte (z. B. Dieselruß).

Erkrankungsrisiken aufgrund von Festpartikeln betreffen einerseits akute Erkrankungen: z. B. Reizungen, toxische Effekte, direkte Schädigung von Gewebe (z. B. Kühlschmierstoffe, Laugen, Säuren), allergisch bedingte Erkrankungen wie bei vielen natürlichen Materialien (z. B. einige nachwachsende Rohstoffe).

Typische chronische Folgeerkrankungen sind staubbedingte (Staublunge) und bindegewebige Veränderungen der Atemorgane (fibrinogene Wirkungen, z. B. Lungenfibrose) bzw. Tumoren der Atemorgane (z. B. Bronchialcarcinome und spezifische Mesotheliome bei Asbest, bösartige Tumoren in den oberen Atemwegen bei Buchen- und Eichenholzstäuben). Die Latenzzeiten (Zeit zwischen Exposition und Erkrankungsausbruch) sind bei chronischen Erkrankungen sehr hoch (z. B. meist über 20 Jahre bei asbestbedingten Erkrankungen).

6.1.2.2 Gasförmige Stoffe

Im Bausektor werden sowohl anorganische als auch organische Gase freigesetzt. Anorganische Gase entstehen überwiegend bei Verbrennungsprozessen (z. B. Schwefeldioxid, Kohlenmonoxid) und ergeben neben akuten toxischen Gefahren (z. B. Kohlenmonoxidvergiftung) gravierende Umweltrisiken (z. B. atmosphärische Einflüsse von Kohlendioxid, Stickoxide, Ozon).

Organische Gase werden bei vielen Prozessen und Reaktionen frei (z. B. Emission von flüchtigen Substanzen wie Lösemittel, Freisetzung bei der Be- und Verarbeitung). Aufgrund ihrer Vielfalt werden im Baubereich organische Gase systematisiert, gebräuchlich ist u. a. die Einteilung aufgrund ihrer Flüchtigkeit in Abhängigkeit von Dampfdruck und Siedepunkt: VVOC (very volatile organic carbons, z. B. FCKW), VOC (volatile organic carbons, z. B. Toluol, Xylol, chlorierte Kohlenwasserstoffe CKW), SVOC (semivolatile organic carbons, z. B. polychlorierte Biphenyle PCB). Erkrankungsrisiken durch organische Gase auf dem Bausektor betreffen akute Erkrankungen, z. B. Vergiftungen bei Unfällen, akute gesundheitliche Störungen beim Sick Building Syndrom. Chronische Erkrankungen bzw. Spätfolgen sind zumeist schwierig abzuschätzen, insbesondere wenn es sich um die Langzeitexposition niedriger Dosen handelt (z. B. Lösemittelemissionen).

6.1.2.3 Beispiele für chemische Noxen

Faserstäube

Faserstäube sind disperse Verteilungen von anorganischen bzw. organischen Fasern in Gasen bzw. Luft. Folgende Fasergruppen werden unterschieden:

- anorganische Fasern: natürliche Fasern (Asbest, Erionit, Sepiolith, Attalpulgit); künstliche Fasern (Glasfasern von unterschiedlichem Durchmesser, Mineralwolle wie Stein- bzw. Schlackenwolle, Keramikfasern),
- organische Fasern: natürliche Fasern (nachwachsende Rohstoffe, u. a. Baumwolle, Kork, Kokos, Nadelholzprodukte, Zelluloseprodukte, Schilfrohr, Stroh, Schafwolle); künstliche Fasern (u. a. Carbon, Graphit, p-Aramid (Kevlar)).

Wichtige Faserkriterien aus toxikologischer Sicht sind:
Durchmesser (< 3 µm), Länge (> 5 µm, < 100 µm), Verhältnis Länge: Durchmesser 3:1, Biobeständigkeit (Persistenz), Menge (Dosis), Tendenz zur (Längs-) Aufspaltung, Kanzerogeni-

tätsindex . Die genannten Faserkriterien beschreiben in erster Linie das Risiko einer Lungen- bzw. Alveolengängigkeit von Fasern (Fasermorphologie) sowie deren Schädigungspotential (Morphologie, insbesondere Aufspaltungstendenz, Persistenz, Menge, Kanzerogenitätsindex). Die Schädigung der Lunge erfolgt insbesondere aufgrund der fibrinogenen (Erzeugung von Bindegewebe, z. B. Asbestose) und tumorerzeugenden Wirkung (z. B. Bronchialcarcinome). Durch Fasern werden jedoch auch akute Erkrankungen hervorgerufen (z. B. allergische Reaktionen durch Holzfasern).

Für jedes Fasermaterial gibt es charakteristische Daten, zu vielen Fasermaterialien jedoch nur unzureichende Kenntnisse. Hohe Faserbelastungen im Baubereich finden sich am häufigsten bei Abbruch- und Sanierungsarbeiten, aber auch bei der Verarbeitung.

Dieselruß

Dieselruß besteht aus einer hohen Anzahl von feinen lungengängigen Partikeln aus einem anorganischen Kern (Kohlenstoff) und adsorbierten organischen Stoffen (u. a. PAKs). Die krebserzeugende Wirkung steht in Zusammenhang mit physikalischen und chemischen Eigenschaften. Zur Prävention sollten technische Schutzmaßnahmen (z. B. Filter) ergriffen, alternative Betriebsmittel (z. B. keine Dieselmotoren) genutzt und partikelreduzierende Betriebsbedingungen von Motoren gewählt werden.

Schwermetalle

Schwermetalle kommen im Baubereich insbesondere in Legierungen (z. B. Arsen, Blei, Quecksilber, Freisetzung bei Abriebarbeiten und Erhitzen), Farben (z. B. Blei, Quecksilber), Altlasten des Bodens (z. B. Arsen), in Messgeräten (z. B. Quecksilber) vor. Die inhalative Aufnahme hat in der Arbeitswelt die größte Bedeutung (z. B. Eisenoxide nach Erhitzen). Die Schwermetallbelastung der Gesamtbevölkerung erfolgt zumeist aus anthropogenen Verunreinigungen (z. B. Blei in Lebensmitteln) oder aus natürlichen Quellen (z. B. Arsen geogenen Ursprungs). Im Vordergrund des Interesses stehen chronische Gesundheitsschäden durch Schwermetalle, i.d.R. aufgrund von Langzeitexposition: chronisch toxische Schädigungen verschiedener Organsysteme (u. a. blutbildende Systeme, Nervensystem, Niere) bzw. kanzerogene Effekte (Arsen, Cadmium). Akute Schäden sind selten (i.d.R. nur bei ausgeprägter Exposition und ungenügendem Arbeitsschutz).

Polyzyklische aromatische Kohlenwasserstoffe (PAK/ PAH/ PAC)

PAKs (komplexes Gemisch organischer Substanzen mit mehreren kondensierten aromatischen Ringen; Leitsubstanz: Benzo(a)pyren) entstehen bei der (unvollständigen) Verbrennung von organischen Materialien (z. B. Tabakrauch, industrielle Prozessen wie Verarbeitung fossiler Brennstoffe). An vielen Arbeitsplätzen bestehen Kontaminationsgefahren durch PAKs, z. B. Asphalt- bzw. Teerarbeiten, Rückstände in Bauprodukten (z. B. Bitumen). Die Aufnahme von PAKs über die Atemwege und die Haut hat am Arbeitsplatz die größte Bedeutung, neben dem Rauchen und der Aufnahme über Lebensmittel (z. B. Grillen). PAKs haben ein hohes kanzerogenes Potential: Hautkrebs („Schornsteinfegerkrebs"), Bronchialtumoren; Hinweise auf Blasen- und Lebertumoren. Außerdem sind zusätzliche Effekte auf die Gesundheit wie die Suppression des Immunsystems bekannt.

Lösemittel
Als Lösemittel werden verschiedene organische Substanzen und deren Mischungen bezeichnet, die bei Raumtemperatur flüssig, relativ wenig reaktionsfreudig und zumeist relativ leicht flüchtig (VOC) sind sowie andere Stoffe lösen und verdünnen. Häufig gebräuchliche Lösemittel können folgendermaßen eingeteilt werden: aliphatische Kohlenwasserstoffverbindungen, halogenierte Kohlenwasserstoffverbindungen, Alkohole, zyklische Kohlenwasserstoffverbindungen, Esterverbindungen, Ether, Nitroverbindungen, Ketone, Glykole, aromatische Kohlenwasserstoffverbindungen, Aldehyde. Lösemittel finden sich u. a. in Anstrichmitteln wie Farben und Lacke, Abbeizmittel, Reinigungsmittel, Klebstoffe. Häufige arbeitsplatzbezogene Exposition betreffen u. a. Anstricharbeiten, Reinigung (metallische Oberflächen etc.), Applikation (z. B. Farben, „offener" Umgang mit lösemittelhaltigen Substanzen) und Arbeiten an geschlossenen lösemittelhaltigen Systemen (z. B. Wartungsarbeiten). Die Aufnahme von Lösemittel erfolgt inhalativ (insbesondere bei leicht flüchtigen Substanzen), aber auch bei direktem Hautkontakt (ggf. Durchtritt bei Handschuhen, insbesondere bei schwer flüchtigen Substanzen).

Bei der Aufnahme, Verteilung, Metabolisierung und Ausscheidung im Organismus sind die Eigenschaften der Lösemittel, z. B. Wasser- bzw. Fettlöslichkeit, zu beachten.

Lösemittel können akute und chronisch toxische Effekte haben: Wirkungen auf das Nervensystem (selten akute Effekte wie anästhesierende Wirkungen, häufiger Langzeiteffekte wie Störungen von neurologischen Funktionen), Wirkungen auf die Nierenfunktion (z. B. Entzündung), toxische Effekte auf die Leber, Effekte auf die Haut (z. B. Kontaktdermatitis) und Schleimhaut, Schädigung des blutbildenden Systems. Von besonderem Interesse sind potentielle krebserzeugende Wirkungen von Lösemittel (z. B. bei Benzol und bei halogenierten Kohlenwasserstoffen).

Polychlorierte Biphenyle PCB
Polychlorierte Biphenyle ist eine Gruppe von stabilen organischen Chlorverbindungen und wird aufgrund verschiedener physikalischer und chemischer Eigenschaften vielfältig verwendet, z. B. in Kühl- und Isolierflüssigkeiten, als Weichmacher und Flammschutzmittel (in der BRD Verbot von PCB-haltigen Stoffen).
Problematisch ist die hohe Persistenz von PCB: in der Umwelt (u. a. Anreicherung in der Nahrungskette), aber auch im Menschen (Fettgewebe). Die Aufnahme von PCB erfolgt hauptsächlich über die Luft (Baustelle) und Lebensmittel (tierische Produkte). Während akute toxische Risiken als gering eingestuft werden, sind Langzeiteffekte kritisch zu bewerten: mögliche Veränderungen der Leber und Haut, immunsuppressive Effekte und Stoffwechselstörungen.[19] In der Diskussion sind potentielle kanzerogene Effekte von PCB (im Tierversuch bewiesen, beim Menschen kokanzerogene Effekte wahrscheinlich).[19]

6.1.2.4 Gefahrstoffe - Gefahrstoff-Verordnung
Gefahrstoffe i. S. des Chemikaliengesetzes bzw. der Gefahrstoffverordnung beschreiben im wesentlichen die chemischen Stoffe, die in der Baupraxis mit Risiken behaftet sind. Unter Gefahrstoffen nach Auffassung des Chemikaliengesetzes werden Stoffe bzw. Zubereitungen mit folgenden Eigenschaften verstanden: brandfördernd, explosionsgefährlich, (hoch-, mittel-, leicht-) entzündlich, (sehr, minder-) giftig, reizend, sensibilisierend, krebserzeugend, fruchtschädigend,

erbgutverändernd, chronisch schädigend, umweltgefährdend, Übertragung von Krankheitserregern. Des weiteren sind Stoffe von Bedeutung, bei deren Umgang Stoffe mit oben genannten Eigenschaften entstehen.

Die Gefahrstoffverordnung (Verordnung zum Schutz vor gefährlichen Stoffen (GefStoffV)) regelt den Umgang mit Gefahrstoffen u. a. bezüglich folgender Aspekte: Erlaubnis und Anzeige- bzw. Überwachungspflicht, Betriebsanweisung, Lagerung und Entsorgung, Beschäftigungseinschränkung (z. B. Jugendliche, Schwangere), Vorsorgeuntersuchung, Ver-packung, Einstufung und Kennzeichnung. Weitere einschlägige Normen zum Umgang mit Gefahrstoffen betreffen u. a. Unfallverhütungsvorschriften (UVV) sowie Verordnungen zu Technischen Regeln Gefahrstoffe (TRGS).

Informationen zur Einstufung von einzelnen Gefahrstoffen (Gefahren, Schutzmaßnahmen) sind z.T. aus Sicherheitsdatenblättern, Produktinformationen beim Hersteller, Lieferanten oder Fachhandel erhältlich; bei Unsicherheiten ist beim Hersteller und ggf. bei den Berufsgenossenschaften nachzufragen. Des weiteren sollten Informationsquellen der Bau-Berufsgenossenschaften genutzt werden.[2, 4, 5, 15] In der Praxis ist festzustellen, ob ein Stoff einem Gefahrstoff zuzuordnen ist (Ermittlungspflicht). Außerdem sind für die jeweiligen Gefahrstoffe Betriebsanweisungen zu erstellen (siehe auch Informationen und Muster der Bau-Berufsgenossenschaften [2, 4, 5, 15]). Die Betriebsanweisungen sollten auf der Baustelle eingehalten werden, die Beschäftigten sind einzuweisen. Gefahrstoffe müssen mit einer Sicherheitskennzeichnung versehen werden.[2, 4, 5]

6.1.2.5 Präventive Maßnahmen bei chemischen Noxen

Einige grundsätzliche Maßnahmen der Prävention sind: [2 - 4, 11, 15, 19, 21]

- Reduktion,Verzicht bzw. Verbot von bestimmten Produkten (z. B. Asbestverbot, Reduktion von Lösemitteln bzw. Schwermetallen bei Farben),
- Suche bzw. Einsatz von Ersatzstoffen (z. B. Faserstoffe mit geringen Anteilen von kritischen Fasern),
- Reduktion von Emissionen (z. B. Vermeidung von Defekten der Bauprodukte, konstruktive Abschirmungen, Abdeckungen, Reduktion der Abgabe von schwermetallhaltigen Dämpfen beim Erhitzen von Legierungen),
- Reduktion von freigesetzten Noxen (z. B. Lüftungsregeln beachten wie Querlüftung während und nach Arbeiten, ausreichende Luftwechselzahlen),
- Sekundäremissionen verhindern (z. B. Verhindern von Aufwirbelungen),
- spezielle Maßnahmen des technischen Arbeitsschutzes in Abhängigkeit von der Risikosituation (z. B. Be-, Entlüftung wie Absaugvorrichtungen, Filter), technische Arbeitsschutzmaßnahmen müssen vorrangig durchgeführt werden,
- Abstandsregeln beachten,
- ggf. Fernhalten von bestimmten Personen (Risikopersonen, z. B. Allergiker),
- Hygienemaßnahmen (z. B. Ess- und Trinkverbot während Arbeiten, Waschregeln, Kleiderwechsel),
- Vorsorgeuntersuchungen, Beratung, Informationspflicht, Schulung (z. B. Erste Hilfe),
- Arbeitszeitregelungen (Pausen), ggf. Beschäftigungseinschränkungen,

- persönliche Schutzausrüstungen in Abhängigkeit von der Situation (z. B. Atemschutz wie Partikel- und Gasfilter verschiedener Klassen, Hautschutz, gesamter Körperschutz), [2, 4, 11]
- einschlägige Normen beachten (z. B. Maßnahmen i. S. der Gefahrstoffverordnung),
- Reduktion der Aufnahme von chemischen Noxen über andere Kontaminationspfade (z. B. Lebensmittel),
- besondere Maßnahmen bei speziellen Risiken, insbesondere bei Noxen i.S. der Gefahrstoff-Verordnung (z. B. Lagerung und Transport von brennbaren Flüssigkeiten). [2, 15]

Detailliertere Informationen finden sich in einschlägigen Quellen der Bau-Berufsgenossenschaften [2 - 7] und entsprechenden Normen (z. B. Gefahrstoffverordnung).

6.1.3 Physikalische Noxen

Folgende physikalische Noxen können auf Baustellen von Bedeutung sein: [19 - 21]
- niederfrequente elektrische und magnetische Wechselfelder (1Hz-30 kHz),
- hoch- und höchstfrequente elektromagnetische Wechselfelder (30 kHz-300 MHz bzw. 300 MHz-300 GHz),
- Gleichfelder,
- optische Strahlung (Infrarotstrahlung, sichtbares Licht, Ultraviolettstrahlung),
- ionisierende Strahlung,
- arbeitsklimatische Faktoren (insbesondere Lärm, Temperaturverhältnisse, Beleuchtung, Farben).

6.1.3.1 Elektrische und magnetische Wechselfelder

Neben natürlich vorkommenden niederfrequenten elektrischen und magnetischen Wechselfeldern (z. B. Entladungsvorgänge, Blitz, Ionosphärenströme) sind auf Baustellen insbesondere Felder von Interesse, die technisch erzeugt sind: u. a. in Elektroinstallationen bzw. -geräten (Netzstrom), Bildschirmterminals, Leuchtstoffröhren, Starkstromkabel, Transformatoren, Bahnstrecken, Hochspannungsleitungen, Schweißmaschinen, Induktionsöfen, Hochleistungselektromotoren. [20, 21] Technisch erzeugte Felder haben meist eine Frequenz und sind i. d. R. inhomogen. Die Feldstärke wird mit zunehmender Entfernung geringer und hängt von der Art der Emissionsquelle, der Anordnung der spannungsführenden Teile und der Abschirmungen (z. B. Gebäude, Bäume, Faraday-Käfig) ab. Elektrische Wechselfelder induzieren magnetische Wechselfelder (bewegte elektrische Ladungen). [19 - 21] Die Effekte durch elektrische Felder und magnetische Felder bei Wechselströmen sind zu differenzieren (z. B. unterschiedliche Bewertung der Feldrichtung im menschlichen Körper, unterschiedliche Effizienz von Abschirmungen). Die akuten Wirkungen niederfrequenter Wechselfelder sind zumeist bekannt (z. B. Vibrieren der Haare, Elektrisierungen, Reizwirkungen wie optische Täuschungen, visuelle Flimmererscheinungen, Störung der Nervenleitung, Muskelverkrampfung, Herzkammerflimmern, Elektroschock, Störung von Herzschrittmachern). [20, 21] Unsicher sind die Risiken bei Langzeitexposition: u. a. Studien mit unterschiedlichen Aussagen zu kanzerogenen Risiken (Leukämien, Hirntumoren), zu Störungen der Fertilität, des Blut- und Immunsystems sowie zu neurologischen und psychischen Auswirkungen. [20 - 22] Trotz teilweise mangelnder Datenbasis liegen Grenzwertempfehlungen vor, z. B. für beruflich Exponierte 10 kV/m (elektrische

Feldstärke) bzw. 0,5 mT (magnetische Flussdichte); für die Normalbevölkerung 5 kV/m bzw. 0,1 mT. Die elektrische Feldstärke (V/m) beschreibt am ehesten die Korrelation zu biologischen Wirkungen von elektrischen und magnetischen Feldern. [19 - 21]

Hoch- und höchstfrequente elektromagnetische Wechselfelder stammen von natürlichen Strahlungsquellen (Materie mit Wärmestrahlung, Abstrahlung der Erdoberfläche, Sonnenstrahlung) und technisch bedingten Strahlungsquellen (z. B. Rundfunk- und Fernsehsender, Nachrichtenübertragung, Radartechnik, Energieübertragung, Bildschirmgeräte, Hochfrequenz-Schweißgeräte, Mikrowellenerwärmung, Induktionsöfen; Streustrahlung). [19 - 21] Wirkungen von hochfrequenten Wechselfeldern ergeben sich hauptsächlich aus thermischen Effekten, die i. d. R. nur bei hoher Exposition gravierend sind: z. B. molekulare Effekte auf die Nukleinsäuren, Augenlinsentrübung. Effekte unter geringeren Expositionsbedingungen und nicht thermische Effekte sind teilweise unter Laborbedingungen bekannt (z. B. Einflüsse auf die Zellmembran), jedoch nicht beim Menschen gesichert (z. B. fragliche hochfrequente Wechselfelder als mögliche kanzerogene Cofaktoren, keine eindeutigen Hinweise in der Epidemiologie von Krebserkrankungen). Des weiteren sind indirekte Wirkungen zu erwähnen: insbesondere Explosionsgefahr (Zündungen), metallische Erwärmung, Störung von Herzschrittmachern.

6.1.3.2 Gleichfelder

Elektrische Gleichfelder entstammen natürlicherweise Aufladungen (Gleichfeld der Erde, personengebundenen Aufladungsvorgängen bei schlecht leitenden Materialien wie Kunstfasern) und werden technisch erzeugt (u. a. Straßenbahn, Fotokopierer). Direkte Wirkungen elektrischer Felder sind gering: u. a. Sträuben der Haare, Elektrisierungen. Gefahren ergeben sich durch Lade- bzw. Entladungsvorgänge: Blitzschlag, Brände und Explosionen (Entzündung von explosionsfähigen Gemischen).[2, 4] Magnetostatische Felder betreffen natürlicherweise das Erdmagnetfeld, technisch erzeugte Felder sind von geringer Bedeutung (aber hohe Induktionen bei hohen Stromstärken, z. B. Hochleistungsgleichstrommotoren). Effekte sind zu befürchten, wenn Ladungsträger schnell bewegt werden (Ladungstrennung, elektrische Stromdichten, Spannungen; i.d.R. keine gravierenden Effekte). Langzeiteffekte durch magnetostatische Felder sind fraglich (zu wenig Studien, widersprüchliche Aussagen, z. B. zu Leukämierisiken).

6.1.3.3 Besondere Risiken durch elektrische Anlagen auf Baustellen sowie Arbeiten unter Freileitungen

Fehler bei der Einrichtung von elektrischen Anlagen und Mängel an Einrichtungen und Betriebsmitteln können lebensgefährlich sein. Sämtliche Arbeiten, Änderungen Prüfungen etc. dürfen nur von Elektrofachkräften durchgeführt werden. Es muss u. a. beachtet werden: Prüfungen einschließlich Wiederholungsprüfungen, Speisepunkte, Schutzmaßnahmen bei indirektem Berühren, für frequenzgesteuerte Betriebsmittel, Vorschriften für elektrische Leitungen, Leuchten, Installationen und Symbole. [4, 5] Besondere Vorkehrungen müssen bei Arbeiten in der Nähe von Freileitungen getroffen werden: u. a. das Einhalten von Sicherheitsabständen, ggf. Herstellen eines spannungsfreien Zustands, Abdecken bzw. Abschranken. Ausführlichere Informationen finden sich in GISBAU-Produkten.[4, 5] Des weiteren sind Gefahrensituationen zu verhindern, in denen durch elektrische Vorgänge (Funken, etc.) Explosionen bzw. Brände hervorgerufen werden können (s.a. Gefahrstoffe 6.1.2.4).[2, 4]

6.1.3.4 Optische und ionisierende Strahlung

Die optische Strahlung umfasst den Bereich der Infrarotstrahlung, das sichtbare Licht sowie die Ultraviolettstrahlung.[19-21] Hauptquelle der genannten optischen Strahlung ist das Sonnen-licht; technisch erzeugte Strahlung entsteht zumeist aus Wärmeprozessen und künstlichen Bestrahlungsquellen (Feuer, Bestrahlungslampen, Glühlampen, Quecksilberdampf-Lampen). Die biologischen Wirkungen von optischer Strahlung basieren auf photochemischen und thermischen Effekten in Abhängigkeit von Wellenlänge und Expositionsdosis. Potentielle Risiken sind in erster Linie Hautschäden (IR, UV; Verbrennung, Hautkrebsformen), Augenschäden (IR, UV, Laser; Trübung der Augenlinse, Entzündungen, Netzhautschäden), Beeinträchtigungen des Sehens (sichtbares Licht; Blendwirkung, Flimmern bei Bildschirmarbeit).[19-21]

Ionisierende Strahlung (Röntgen- und Gammastrahlung sowie Alpha-, Beta- und Neutronenstrahlung) entstammt natürlichen Quellen (u. a. terrestrische und kosmische Umgebungsstrahlung, innere Körperstrahlung) und künstlichen Emissionsquellen (z. B. Röntgenstrahlung bei Bildschirmen).[19-21] Aus baulicher Sicht sind Radionuklide der Radium-Uran- bzw. Thorium-Zerfallsreihe bzw. Radonbelastungen der Atemluft interessant, die aus verschiedenen Baumaterialien und Böden stammen (z. B. Materialien vulkanischen Ursprungs). Inhalativ aufgenommene Radioisotope haben einen großen Anteil an der inneren Körperstrahlung und werden als mögliche Ursachen von Lungentumoren diskutiert. Schädigende Wirkungen von ionisierenden Strahlen sind einerseits Effekte mit Schwellendosis (z. B. akute Strahlenschäden); andererseits Effekte kleinster Strahlendosen (Mutationen in Körperzellen und Keimzellen, z. B. krebserzeugende (kanzerogene) Wirkungen, genetische Defekte). [19 - 21]

An Bildschirmarbeitsplätzen sind neben anderen Gesundheitsrisiken (u. a. Augenbeschwerden, Schäden am Bewegungsapparat aufgrund falscher Haltung) potentielle Risiken durch ionisierende Strahlen bzw. elektrische und magnetische Felder zu berücksichtigen. An Bildschirmarbeitsplätzen sind entsprechende präventive Maßnahmen zu beachten: u. a. sachgerechte Aufstellung des Bildschirms, Blickfeld, Beleuchtung, Auswahl der Bildschirms (strahlungsarm, anerkannte Prüfzeichen, entspiegelte Oberfläche, Positivdarstellung der Schrift), Vorsorgeuntersuchungen. [4, 5, 11]

6.1.3.5 Arbeitsklima, Lärm

Unter Arbeitsklima werden Umgebungsfaktoren wie Lärm, Temperaturverhältnisse (Hitze, Kälte), Beleuchtung und Farben (ausreichende Beleuchtung und harmonische Farben) eingeordnet (siehe auch 6.1.5). [11 - 15, 21] Diese Faktoren können als Randbedingungen den Arbeitnehmer sowohl positiv (z. B. Beleuchtung) als auch negativ beeinflussen (z. B. Hitze, Kälte). An besonderen Arbeitsplätzen können einzelne Faktoren eine herausragende Bedeutung erhalten (z. B. Hitzearbeitsplätze in der Baustoffindustrie, Lärm auf Baustellen).

Lärm kann als Schall aufgefasst werden, der als belästigend empfunden wird und ggf. gesundheitsschädigende Folgen hat. Gesundheitliche Auswirkungen sind Lärmschwerhörigkeit,

Ohrgeräusche (Tinnitus), akute Schäden (z. B. Lärmtrauma), vegetative Effekte (z. B. Blutdruckerhöhung, Kopfschmerzen), Unfälle aufgrund von Lärm. Die Lärmschwerhörigkeit ist eine häufige Berufserkrankung mit Innenohrschäden: Schädigung von Sinneszellen, irreversible Hörschwellenanhebung, Hörverlust (zunächst im Hochtonbereich), keine Diskriminierung von Tönen, Tinnitus (Ohrgeräusche).[11, 21] Die Ursachen von Lärm im Baustellenbereich sind vielfältig, u. a. Abbrucharbeiten (z. B. Bohrhämmer), Sägearbeiten (z. B. Kreis- und Kettensäge), Hobelarbeiten, Fräsen. Gleichmäßiger Schall wird als weniger schädlich angesehen als impulshaltiger Schall. Das Risiko von Gesundheitsschäden (Lärmschwerhörigkeit) ist abhängig von der Intensität (Schalldruckpegel, Messung in dB(A), Verdoppelung des Schalldrucks bei Erhöhung des Schallpegels um 3 dB(A)), der Einwirkdauer und individuellen Faktoren. Der Beurteilungspegel ist die durchschnittliche Lärmbelastung für eine 8-Stunden-Schicht: über 85 dB(A) sind Innenohrschäden (Lärmschwerhörigkeit) möglich, ab 105 dB(A) sind bei langer Lärmeinwirkung (hohe Lärmdosis) Innenohrschäden fast sicher. Bei kurz dauernden Schalleinwirkungen (Schallpegel von über 130 dB(A), z. B. Knall, Explosion) sind akute Innenohrschäden (u. U. reversibel) wahrscheinlich.

6.1.3.6 Präventive Maßnahmen bei physikalischen Noxen

Präventionsmaßnahmen bei Exposition von elektrischen und magnetischen Feldern sind in bestimmtem Rahmen möglich: u. a. Abstandsregeln (z. B. mindestens 30 cm Abstand bei Elektrogeräten, keine Wohngebäude unter Freileitungen), Freischaltungen, Verkabelungen, Abschirmungen (effizient i.d.R. nur bei elektrischen Feldern), Fernhalten von Transformatoren und Schaltstationen in Wohngebieten. [19 - 21] Auf Baustellen sind gesonderte Maßnahmen zu beachten (siehe auch 6.1.3.3).

Bezüglich optischer und ionisierender Strahlung sind ähnliche Präventionsregeln zu beachten (z. B. Abstandsregeln). Es müssen jedoch spezielle Präventionsmaßnahmen in Abhängigkeit von der jeweiligen Strahlung getroffen werden (z. B. Sichtschutz bei optischer Strahlung). Der Schutz vor schädigenden arbeitsklimatischen Faktoren erfordert gesonderte Maßnahmen. Als Beispiel sind einige Lärmschutzmaßnahmen genannt: [3 - 5, 9d, 11, 15, 21]

- Verhinderung der Schallentstehung: u. a. Ersatz der Lärmquelle, Konstruktionsänderungen, Verfahrensänderungen (z. B. lärmgeminderte Baugeräte);
- Schalldämpfung (im leitenden Körper): u. a. Verringerung der Eigenschwingung, Verminderung der Schallausbreitung (z. B. Dämpfungsmaterial);
- Schalldämmung: u. a. elastische Lagerung von Maschinenelementen (z. B. Wellenlager, Kupplungen), Erhöhung der Schwingungswiderstände (Zusatzmassen);
- Luftschalldämpfung: Abkapselung von Schallquellen (z. B. Matten), schalldämmende Elemente an Wänden, Decken, Austrittsöffnungen etc.;
- Organisation: u. a. Austausch von Beschäftigten, Verlagerung von Arbeiten, Arbeitszeitregelungen, Änderung von Maschineneinsatzzeiten;
- persönliche Lärmschutzmaßnahmen: spezielle Vorsorgeuntersuchungen, Gehörschutzmittel (GS- bzw. CE-Zeichen; Auswahl nach Lärmintensität und Dauer);
- Befolgen einschlägiger Normen (u. a. Arbeitsschutzgesetz, Arbeitsstättenverordnung) und Leitwerte (u. a. < 55 dB(A) in Pausen, < 85 dB(A) bei allen sonstigen Tätigkeiten)

6.1.4 Mechanische Noxen

6.1.4.1 Schwingungen/ Vibrationen/ Ganzkörper- und Teilkörperschwingungen

Ganzkörperschwingungen treten bei verschiedenen Fahrzeugen (PKW, LKW, Bagger, Raupenfahrzeuge, Schlepper, Gabelstapler, Radlader etc.) und Maschinen (Generatoren, Pressen etc.) auf. Teilkörperschwingungen betreffen bei Bauarbeiten insbesondere den Bereich von Hand, Arm und Schulter (Bohr-, Pressluft- und Schlaghämmer, Motorsägen und sonstige Handsägen, Schraubgeräte, Nagelgeräte, Schleifgeräte, Rüttler, Bodenverdichter, Fräsen etc.). Bei geringer Exposition können lediglich die Arbeitsleistung oder das Wohlbefinden beeinträchtigt werden. Unter ausgeprägten Expositionsbedingungen (höhere Intensität der Schwingung, insbesondere zunehmende Dauer, i. d. R. Jahre) sind jedoch Gesundheitsschäden zu befürchten. [4, 5, 12, 22]

Die gesundheitlichen Auswirkungen hängen von folgenden Faktoren ab:

- Art, Belastungsgrößen und Dauer von Schwingungen (u. a. Frequenz, Amplitude, Intensität bzw. Gesamtbeanspruchung, Periodizität, Stoßhaltigkeit, Schwingungsrichtung),
- Resonanz-, Dämpfungs- und Verstärkungsphänomene von Schwingungen (z. B. Eigenresonanz, Verstärkung durch Erhöhung der Greif- und Andruckkraft),
- Übertragung von Schwingungen auf den Körper (z. B. Einwirkstelle und Einwirkrichtung),
- individuelle Faktoren (Alter, Geschlecht, Konstitution, Disposition),
- Umgebungsbedingungen (Arbeitsklima, insbesondere Kälte).

Gesundheitliche Folgen können sein:

- Schäden an Gelenk-Knochen-Knorpel-Systemen im Bereich von Hand, Ellenbogen und Schulter: bei lang dauernden Arbeiten mit vibrierenden handbetriebenen Geräten, pathologische Veränderungen (u. a. Arthrose), schmerzhafte Bewegungseinschränkungen, Ruheschmerz, sensible und neurologische Störungen; hohe Risiken bei Schwingungen niedriger Frequenz (unter 30 Hz),
- Durchblutungsstörungen: zumeist an Fingern und Händen bei mehrjähriger Arbeit mit vibrierenden Geräten, vibrationsbedingtes vasospastisches Syndrom (VVS) („weiße Finger", Kältegefühl, Schmerzen, reduzierte Sensibilität, i.d.R. anfallartig), Verstärkung bei Kälteeinwirkung, zunehmender Anpress- und Greifkraft und höheren Frequenzen (über 50 Hz), teilweise reversibel,
- Schäden an der Wirbelsäule: aufgrund von langjährigen (überwiegend) vertikalen Einwirkungen von Ganzkörperschwingungen, sitzende Tätigkeit auf Fahrzeugen, typischerweise stoßhaltige Schwingungen, Beschwerden, Funktionsausfälle und Schäden überwiegend im Bereich der Lendenwirbelsäule, Verstärkung durch seitgeneigte, verdrehte und stark gebeugte Körperhaltung, zunehmende Expositionsdauer, tiefe Schwingungsfrequenzen (Resonanz), ungünstige ergonomische Bedingungen (z. B. mangelnde Sitzfederung),
- allgemeine Folgen: u. a. Verminderung der Leistungsfähigkeit, verringerte Koordinationsfähigkeit, steigendes Unfallrisiko, gestörtes Wohlbefinden,
- sonstige Folgen: Sehstörungen, Gefahr der Netzhautablösung (Resonanz des Augapfels), Erhöhung des Muskeltonus, Hörschädigung (in Kombination mit Lärm).

6.1.4.2 Fehlbelastungen und -haltungen/ Zwangshaltungen

Typische Berufstätigkeiten bewirken oft Fehlbelastungen und -haltungen und bedeuten das Risiko für Berufserkrankungen, u. a. : [4, 5, 11 - 14]

- das Heben, Tragen und Absetzen schwerer Lasten: extreme Belastungen (z. B. der Wirbelsäule),
- Arbeiten in Zwangshaltungen (z. B. im Hocken, Knien, in gebückter Haltung, über Schulterhöhe): mangelhafte Muskeldurchblutung, Muskelermüdung,
- durch ständigen Druck (z. B. Druck auf Schleimbeutel im Kniebereich bei Bodenlegern): Veränderungen im Bereich der Schleimbeutel (z. B. Entzündungen),
- sich wiederholende gleichförmige Bewegungen (z. B. beim Mauern): einseitige Belastung von Gelenken und Muskulatur.

Aufgrund bautypischer Tätigkeiten treten oft Fehlbelastungen und -haltungen in Kombination (Mehrfachbelastungen) auf (z. B. gebückte Arbeit mit zusätzlicher Verdrehung der Wirbelsäule), außerdem erhöhen ungünstige Umgebungsbedingungen die gesundheitlichen Risiken aufgrund von Fehlhaltungen und -belastungen (z. B. Zugluft bei Arbeiten in gebückter Haltung). Gesundheitliche Folgen sind Erkrankungen der Wirbelsäule (u. a. Lendenwirbelsäule), von Gelenken und umgebenden Gewebestrukturen (Band- und Muskelapparat), der Menisken (Zwangshaltungen) und der Schleimbeutel (Druck).

6.1.4.3 Arbeitsunfall / Absturz / Sturz

Arbeitsunfälle ereignen sich auf Baustellen überproportional häufig und sind oft Ursache von sehr schweren und tödlichen Verletzungen. Ein Arbeitsunfall ist durch folgende Kriterien im wesentlichen definiert: Verknüpfung mit versicherter Tätigkeit, zeitliches Ereignis in maximal einer Schicht. [11-14]

Aufgrund der hohen Häufigkeit und den oft schwerwiegenden Gesundheitsfolgen sind Absturz (große Höhen) bzw. Sturz auf Baustelle an vorderster Stelle zu nennen. [3-5, 9a, 9d] Ein Absturzunfall ereignet sich aufgrund folgender prinzipieller Ursachen:

- Material- und Konstruktionsmängel (z. B. fehlende oder mangelhafte Absturzsicherungen),
- Fehlverhalten (passagere Ursachen wie Alkoholmissbrauch, permanente Ursachen wie mangelndes Wissen oder fehlende Eigenverantwortung),
- organisatorische Mängel bzw. Konzeptionsmängel (z. B. fehlende Anleitung).

Material- und Konstruktionsmängel als Ursache von Abstürzen betreffen in erster Linie Gerüste: u. a. fehlender Seitenschutz, fehlende Bordbretter, fehlende Netze, Mängel an der Verankerung oder an Verstrebungen, ungenügende Sicherheit der Zugänge. Neben Abstürzen von Gerüsten sind Stürze von Treppen, von Ladeflächen, von Fahrerkabinen relativ oft zu finden (häufig bei Tätigkeiten wie Bauen, Montieren, Transportieren und Fortbewegen).

Der Sturz auf der Ebene ist ebenfalls ein Unfallereignis, das sich sehr oft ereignet, aber zumeist leichter vermeidbar ist als Abstürze (häufige Sturzereignisse in Bürobereichen). Die Sturzursache ist zumeist ein Ausrutschen (oft bei trockenem Boden, ohne Stolperstellen).

6.1.4.4 Sonstige Verletzungsursachen

Verschiedene Körperregionen sind typischerweise auf Baustellen verletzungsgefährdet: [4,5]

- der Kopfbereich aufgrund von verletzenden Gegenständen: z. B. bei Arbeiten unter Gerüsten, Kranen, in Gruben, Sprengarbeiten, Verputz- und Spritzarbeiten, Steinbrucharbeiten, Brunnen- und Tunnelbau, etc.,
- im Augenbereich: z. B. umherfliegende Partikel (u. a. Fräs-, Säge-, Schweißarbeiten), Arbeiten mit heißen Massen, Arbeiten mit Chemikalien etc.,
- der Fußbereich: z. B. spitze und scharfe Gegenstände (Nägel etc.), schwere Gegenstände, ggf. heißer Unterbau,
- der Handbereich: z. B. spitze und scharfe Materialien (u. a. Eisenflechtgerüste), heiße oder kalte Materialien, Chemikalien (z. B. ätzende Substanzen),
- gesamter Körperbereich: z. B. Chemikalien, heiße Massen, Strahlarbeiten,
- im Bereich der Atemwege: überwiegend chemische Noxen.

Vielfältige Verletzungen sind aufgrund von Mängeln bzw. fehlerhafter Anwendung von technischen Geräten möglich (z. B. Unfälle mit Erdbaumaschinen). Die Risiken sind zumeist spezifisch für die jeweiligen Gerätschaften und Situationen (siehe u. a.[3-6,8] und BaustellenV Anhang II).

6.1.4.5 Präventive Maßnahmen bei mechanischen Noxen

Als grundlegende präventive Maßnahmen bei Schwingungen und Vibrationen (6.1.4.1) sind zu empfehlen: [3-5,11,21,22]

- Maßnahmen zur Verhinderung der Schwingungsentstehung und -übertragung: u. a. Verhinderung von Resonanzen (Veränderung von Massen und Drehzahlen, Versteifung von Maschinenteilen, Federn, Stoßdämpfer, dämpfende Aufhängung);
- besondere Maßnahmen bei Ganzkörperschwingung: u. a. Sitzgestaltung von Fahrzeugen (z. B. Abstimmung auf Frequenzen, Federungs- und Dämpfungssysteme);
- besondere Maßnahmen bei Schwingungen im Handbereich: u. a. Antivibrationssysteme am Gerät (z. B. schwingungsgedämpfte Aufhängung), Kälteeinwirkung reduzieren (z. B. Handschuhe), Reduktion der Greifkraft, Rauchverbot;
- organisatorische Maßnahmen: Arbeitszeit- und Pausengestaltung.

Zur Verhinderung von Abstürzen (6.1.4.3) sollten in erster Linie Sicherheitsmängel an Material und Konstruktionen unterbunden werden, u. a. durch.: [3-5]

- Seitenschutzsicherungen bzw. -absperrungen: u. a. bei Arbeiten über Wasser, bei freiliegenden Treppenläufen, Öffnungen bzw. Vertiefungen, auf Bedienungsständen für Maschinen, auf Dächern, bei allen Arbeiten über 2,00 m Höhe;
- Fangeinrichtungen (Auffangnetze, (Dach-)Fanggerüste, (Dach-)Schutzwände): notwendig bei bestimmten Arbeitshöhen bzw. Tätigkeiten, ggf. als Alternative zum Seitenschutz, Verzicht bei Neigungen von weniger als 20° und Absperrungen;
- technisch- konstruktive Vorschriften beim Errichten von Baustelleneinrichtungen, wie Gerüste, beachten: z. B. Seitenschutz, keine mangelhaften Beläge, keine Überlastung, ordnungsgemäße Verankerungen bzw. Verstrebungen, keine fehlerhafte Lastübertragung, Einteilung der Gerüstgruppen beachten; [3-6]
- persönliche Schutzausrüstungen gegen Absturz (u. a. Sicherheitsgeschirre);

- persönliche Fehler vermeiden (u. a. Stärkung der Eigenverantwortung, Ausschalten von Risiken wie Alkoholmissbrauch oder mangelndes Wissen von Vorschriften);
- Beseitigung von organisatorischen bzw. logistischen Mängeln (z. B. Vorlage und Beachtung von Vorschriften).

Der Sturz auf der Ebene (6.1.4.3) kann einerseits durch entsprechende bauliche und pflegerische Maßnahmen von Fußböden verhindert werden (u. a. keine Stolperstellen oder glatte Böden), andererseits sind personengebundene Fehler zu unterbinden (z. B. geeignetes Schuhwerk, kein persönliches Fehlverhalten).

Folgende präventive Maßnahmen zur Reduktion von Fehlbelastungen und -haltungen (6.1.4.2) sind u. a. sinnvoll: [3 - 5]
- Hebe- und Trageregeln beachten: z. B. Lasten verteilen, nicht einseitig tragen, Lasten direkt am Körper halten, Lasten nicht in verdrehter Haltung weiterreichen;
- ergonomische Regeln beachten: u. a. technische Hilfsmittel zum Transport einsetzen (z. B. Kran, Schubkarren, Transportzangen, Saugheber);
- Reduktion von Gewichten und Gebindegrößen;
- Reduktion der Transportwege;
- Lagerung und Bearbeitung auf einer erhöhten Ablagefläche (z. B. höhenverstellbar);
- Wechsel der Arbeitshaltung, Pausen;
- Körperschutz (z. B. vor Kälte im Rücken und an Gelenken, Knieschutz).

Maßnahmen als Schutz vor Verletzungen (6.1.4.4) betreffen technische, organisatorische und persönliche Schutzausrüstungen, [3-5] die auf die einzelne Risikosituation abgestimmt werden müssen: z. B. Schutzvorrichtungen an Geräten wie Erdbaumaschinen, Schutzhelme, Gesichtsschutz, Sicherheitsschuhe, Schutzhandschuhe, Schutzkleidung, Atemschutz.

6.1.5 Rand- und Umgebungsbedingungen/ Einflussfaktoren

Das Verhalten der Noxen wird entscheidend von den Rand- bzw. Umgebungsbedingungen beeinflusst, Einflussfaktoren sind u. a.:
- das Emissionsverhalten;
- das Umwelt- bzw. Immissionsverhalten von Noxen;
- sog. klimatische Faktoren, z. B. das Arbeitsklima, das Raumklima;
- Arbeitsphysiologie (u. a. Einfluss des Alters von Arbeitnehmern, von Tag-Nacht-Rhythmen wie bei Schichtarbeiten);
- Arbeitspsychologie (z. B. Stress, siehe unten), soziale Faktoren;
- allgemeiner Gesundheitszustand (z. B. Vorerkrankungen, Risikofaktoren).

Beispiel: Sick Building Syndrom

Das Sick Building Syndrom (SBS) ist ein Beispiel für ein multifaktorielles Geschehen, an dem verschiedene Randbedingungen beteiligt sind: u. a. Temperatur, Luftfeuchte und -wechsel, Schall, Ionen, künstliche Beleuchtung, Stäube, Tabakrauch, anorganische und organische Gase (VOC), Biozide, Geruchsstoffe, Bakterien, Pilze, Milben, Bildschirmarbeit, Stress.[19]Folgende

Gebäudeparameter werden als mitverursachend angesehen: RLT-Anlagen (insbesondere mit hohem Umluftanteil), Leichtbauweise, geringer natürlicher Luftwechsel, hohe Raumtemperatur, zahlreiche Textilien. Symptome (Reizungen von Haut und Schleimhaut, Kopfschmerzen, Schwindel, Übelkeit, Müdigkeit, Konzentrationsschwäche u. a.) treten typischerweise in ursächlichem Bezug zur Gebäudenutzung auf.

Beispiel: Stress bei Bauleitern
Stress (Alarm- bzw. Abwehrreaktion, Stimulation eines Aktivierungssystems des Körpers) bedeutet eine Antwort des Organismus auf äußere (bedrohliche) Ursachen (Stressoren). Stressoren im Aufgabenbereichs des Bauleiters sind u. a.: die Arbeitsaufgabe (Kosten-, Termindruck etc.), die berufliche Rolle (Verantwortung etc.), die Organisation des Betriebsablaufs (Betriebsklima etc.), individuelle Faktoren (Misserfolg etc.), Randbedingungen (Lärm etc.)[9c]. Stressfolgen können u. a. sein: Schlafprobleme, Kopfschmerzen, Reduktion der Arbeitsqualität, -sicherheit, Krankheitsausfall. Eine Stressbewältigung kann nach folgendem Schema erfolgen:[9c]

1. Stressoren finden,
2. Stressoren ausschließen,
3. Stressbewältigung in der Situation,
4. Stressabbau nach Situationen.

6.2 Aufnahme und Verhalten von Noxen im Organismus

6.2.1 Umweltverhalten von Noxen

Das Umweltverhalten von Noxen in Abhängigkeit von ihren Eigenheiten und den Randbedingungen wurde bereits in Kapitel 6.1 angesprochen. Parameter des Umweltverhaltens von Noxen beeinflussen die Aufnahme in den Organismus wesentlich:

- Emissionsverhalten: u. a. Konzentrationen, Zustandsform,
- Verhalten der Noxen im Bereich von potentiellen Aufnahmepfaden,
- Immissionsverhalten: Konzentrationen, Zustandsformen, Sorptionsverhalten der Noxen,
- Bedeutung von Umgebungsbedingungen: u. a. Beeinflussung der Konzentrationen durch Luftwechsel und Luftströmungen,
- individuelle Faktoren, u. a. Beeinflussung der Aufnahme durch Art und Schwere der Arbeit (z. B. Atemfrequenz).

6.2.2 Aufnahme, Metabolisierung und Ausscheidung von chemischen Noxen

Inhalative Aufnahme
Noxen auf Baustellen sind häufig luftgetragen, bei oft ausgeprägten Expositionsbedingungen (Dauer und Konzentrationen, zeitweise Expositionsspitzen). Die Aufnahme über den Atemtrakt ist zumeist unausweichlich (Notwendigkeit der Atmung, Atemschutz oft schwierig, meist inhalativ höhere Resorptionsraten als über die andere Aufnahmewege). In die Atemwege werden Noxen als Aerosole, Stäube, Rauche, Nebel oder gasförmige Substanzen (siehe auch 6.1.2) aufgenommen. Die Aufnahme erfolgt im Nasen- und Rachenbereich, in den Bronchien und in

den tief liegenden Lungenabschnitten (Alveolen) abhängig von den spezifischen Eigenschaften der Noxen. Im Gegensatz zu gasförmigen Substanzen können bei der Inhalation feste und flüssige Teilchen abgelagert werden. Die Aufnahme, der Transport und die Ablagerung von Aerosolen in den Atemwegen ist abhängig von: [24]

- deren Größe, Form und Dichte (die Lungengängigkeit von Partikeln wird u. a. durch den aerodynamischen Durchmesser von 5 µm bestimmt);
- Parameter der Noxen (z. B. einatembarer Anteil der Gesamtluft);
- von individuellen Parametern (z. B. Lungenfunktion, Atemfrequenz und Randbedingungen).

Substanzen in den Atemwegen können über verschiedene Mechanismen abgeatmet entfernt oder zerstört werden (z. B. Flimmerhaare, sog. „Makrophagenzellen"). Unter bestimmten Umständen werden jedoch Substanzen resorbiert (z. B. flüssige oder gasförmige Substanzen), oder das Lungengewebe wird geschädigt (z. B. Bildung von Bindegewebe oder Tumoren). [21]

Resorption über Haut und Schleimhaut

Sowohl feste, flüssige als auch gasförmige Stoffe werden resorbiert. Die natürliche Schutzfunktion der Haut ist bezüglich vieler Noxen effektiv: u. a. äußere Hautschicht (Epidermis) bzw. Hornhaut (äußerste Schicht der Epidermis), andere Hautbestandteile bzw. -funktionen (z. B. Haare, Sekrete). Besonders kritisch sind Hautregionen ohne oder mit defekter Hornhaut zu bewerten (leichte Resorption, Vorsicht bei Hauterkrankungen und -verletzungen). Während wasserlösliche Substanzen i. d. R. von der äußeren Hautschicht abgehalten werden, können lipophile organische Substanzen Hornhaut und Epidermis schädigen (häufige Ursache für Hauterkrankungen, z. B. Kontaktallergien). Schleimhaut ist an vielen Körperstellen zu finden (z. B. Augenbindehaut); dies sind Regionen, in denen Noxen leicht resorbiert werden (geringere Schutzfunktionen der Schleimhaut).

Orale bzw. enterale Aufnahme und Resorption im Magen-Darm-Trakt

Die orale bzw. enterale Resorption sollte auf Baustellen nahezu ausgeschlossen sein, wenn entsprechende Hygienevorschriften beachtet werden: u. a. kein Essen und Trinken während der Arbeit, Reinigung und Pflege nach der Arbeit, ggf. Händedesinfektion, Kleiderwechsel. Von vielen Substanzen kann ihr Verhalten im Magen-Darm-Trakt und ihre Resorption abgeschätzt werden (Toxikokinetik und -dynamik). Bei Aufnahme von Noxen im Magen-Darm-Trakt können sowohl lokale Schäden (z. B. Magengeschwüre) als auch systemische Schäden (z. B. Leberschäden nach Resorption) auftreten.

Verhalten von Noxen im menschlichen Organismus

Noxen können nach der Resorption im Organismus unterschiedliche Wege des Transportes (z. B. über Lymphwege oder Blut) und des Metabolismus (Verstoffwechselung von Noxen über Zwischenprodukte, z. B. in der Leber) gehen; zum größten Teil werden Noxen in weniger toxische Metabolite übergeführt und für die Ausscheidung vorbereitet; es können jedoch auch toxischere oder biologisch wirksamere Metabolite entstehen oder Substanzen in Körperdepots (z. B. Knochen, Fettgewebe) angereichert werden. Die Metabolisierung von Noxen kann deutliche individuelle Unterschiede aufweisen (sog. Suszeptibilität). Die Ausscheidung von zumeist metabolisierten Noxen erfolgt hauptsächlich über Leber (Gallenwege) und Niere (Blase), es wird aber auch über die Lunge (Ausatmung), die Haut (Schweiß) und Schleimhäute

(Speichel) ausgeschieden. Die charakteristischen Eigenheiten von Aufnahme, Metabolisierung und Ausscheidung von chemischen Noxen werden u. a. durch biologische Halbwertzeiten, Bioverfügbarkeit und die Verteilung in sog. kritische Organe charakterisiert (z. B. hohe Halbwertzeiten von Schwermetallen oder von chlorierten Biphenylen aufgrund von Knochen- bzw. Fettdepots und dadurch bedingt erhöhte toxische Risiken).

6.3 Wirkprinzipien und Risiken von Noxen/ Übersicht

Die Folgen von Noxen aus dem Baubereich können unter verschiedenen Aspekten betrachtet werden, u. a.:
- Folgen für die menschliche Gesundheit (Erkrankungen),
- Folgen für andere biotische (lebende) und abiotische Systeme (z. B. Ökosysteme).

Wichtige Erkrankungs- und Wirkprinzipien von Noxen im Baustellenbereich sind u. a. (siehe auch 6.1):
- biologische Noxen: Infektionen, Toxinwirkung, allergisierende Wirkungen (siehe auch 6.1.1),
- chemische Noxen: allergisierende Wirkungen, direkte Gewebsschädigungen, krebserzeugende (kanzerogene) Wirkungen (siehe auch 6.1.2) ,
- physikalische Noxen: direkte und indirekte Wirkungen (siehe auch 6.1.3),
- mechanische Noxen: überwiegend traumatisierende Wirkungen (siehe auch 6.1.4).

Im folgenden sollen lediglich ausgewählte Wirkungen von Noxen auf Baustellen besprochen werden: allergisierende Effekte (siehe 6.3.1), direkte schädigende Effekte (siehe 6.3.2), krebserzeugende Effekte (siehe 6.3.3).

6.3.1 Allergisierende bzw. sensibilisierende Stoffe und Wirkungen

Unter Allergie kann man eine Überreaktion des Immunsystems verstehen, die durch Allergene (allergisierende bzw. sensibilisierende Stoffe) provoziert wird. Die allergische Reaktion ist spezifisch und setzt eine individuelle Disposition voraus. Geringste Konzentrationen eines Allergens sind meist ausreichend. Erkrankungserscheinungen aufgrund von Allergenen sind primär akut (Sofortreaktionen, sog. Spätreaktionen nach wenigen Tagen), sie können aber chronifizieren (z. B. Baumwolle). I. d. R. verschwinden die Erkrankungserscheinungen nach Entfernen der Allergene (Allergenkarenz). Zusätzliche Reaktionen können die Allergiewirkung verstärken (z. B. Toxine). Allergische Erkrankungen im Baubereich betreffen in erster Linie obere, mittlere und untere Atemwege (u. a. Schnupfen, Asthma bronchiale), die Haut (u. a. Kontaktallergie) sowie bestimmte Schleimhautareale (z. B. Entzündungen der Augenbindehaut). Problematisch sind sekundäre Reaktionen (z. B. Herz-Kreislauf-Erkrankungen).

Wichtige Inhalationsallergene im Baubereich sind chemische Allergene (Metalle, Amine, Isocyanate, Farbstoffe, Epoxidhärter u. a.), pflanzliche Allergene (tropische Hölzer, Buche, Eiche, Tanne; Baumwolle, Kork, Stroh, Sisal, Hanf u. a.), tierische Allergene (Haare, Schafwolle, Schuppen, Milben(kot) u. a.), mikrobielle Allergene (Pilzsporen).[2,11,21,24]

Wichtige hautallergisierende Arbeitsstoffe im Baubereich sind Metalle(Chrom (VI) in Zementprodukten, Nickel, Quecksilber u. a.), ätherische Öle (Terpene, Öle u. a.), Kunststoffe (Epoxidharze, Phenole, Urethane, Härter, Lacke, Kleber u. a.), organische Stoffe (tropische Hölzer, Baumwolle u. a.), Gummiprodukte (Weichmacher, Emulgatoren u. a.), Desinfektionsmittel (Formaldehyd u. a.), Kühlschmiermittel, Mineralöle, Farbstoffe, Teere.[2,11,21,24] Allergisch bedingte Schleimhauterkrankungen (z. B. Bindehautentzündung der Augen) haben ähnliche Ursachen. Bauberufsgruppen mit häufigen allergischen Atemwegserkrankungen sind Betonbauer, Maurer (u. a. Kontaktekzeme aufgrund von Zementprodukten), Straßenbauarbeiter, Zimmerer (u. a. Holzstäube).

Wichtige Präventivmaßnahmen bei Allergieerkrankungen sind Allergenkarenz (z. B. Fernhalten von Allergenen bzw. Disponierten) sowie Maßnahmen der Dispositionsprophylaxe (z. B. Allergietestung, medizinische Behandlung).

6.3.2 Stoffe mit direkt schädigenden Effekten

Eine direkte Schädigung von Zellen bzw. Gewebe kann verschiedene Ursachen haben, z. B. Verätzungen durch Laugen oder Säuren. Die Läsionen können reversibel (z. B. Reizungen von Gewebe) oder irreversibel sein (z. B. Narbenbildung). In der Regel besteht eine sog. Dosis-Wirkungsbeziehung zwischen dem Ausmaß der Exposition (Dosis) und den Folgewirkungen. Es können Schwellenwerte angegeben werden, z. B. Konzentrationen von Noxen. Solche Schwellenwerte können als Leit-, Grenz-, Richt- bzw. Toleranzwerte definiert werden (zumeist Einbeziehung einer „Sicherheitszone").[2, 11, 24, 25] Die notwendigen Präventionsmaßnahmen beziehen sich auf die jeweiligen Noxen bzw. Umstände (z. B. chemische Noxen).[2-8,11]

6.3.3 Kanzerogene (krebserzeugende) Stoffe

Die Kanzerogenese (Krebserzeugung) wird unter verschiedenen Aspekten betrachtet (u. a. mutagene Effekte, d.h. Veränderungen des genetischen Materials). Verschiedene komplexe Reaktionen und Veränderungen stehen hinter Mutationseffekten bzw. der Veränderung einer gesunden Körperzelle zu einer Krebszelle (u. a. Phasen der Exposition, Initiation, Promotion, Konversion, Progression). Das komplexe Geschehen hat verschiedene Komponenten (u. a. Repairmechanismen, Unterscheidung in komplette Kanzerogene und bedingt krebsauslösende Faktoren, Summationseffekte). [19,21]

Die Festlegung von Schwellenwerten ist bei Kanzerogenen problematisch (z. B. keine Wirkungsschwelle bei kompletten Kanzerogenen); andererseits müssen Leitwerte definiert werden (Normen)(„Grenzwertproblematik"). Für einige krebsauslösende Faktoren lassen sich aufgrund deren Eigenheiten (u. a. bedingt kanzerogen, epidemiologische Erfahrungen) Wirkungsschwellen festlegen (siehe auch Einteilung der MAK- und BAT-Werte-Liste [24]). Sinnvolle Präventivmaßnahmen ergeben sich aus den jeweiligen Noxen und Risiken (siehe u. a. 6.1.2.5)

MAK- und BAT-Werte-Liste – MAK-, TRK-, BAT-Werte

In der MAK- und BAT-Werte-Liste[24] werden auf wissenschaftlicher Basis (DFG-Senatskommission) laufend Grenz- bzw. Richtwerte festgelegt, überprüft und aktualisiert (mit für die BRD verbindlichem Charakter, entsprechende Wertesysteme auch auf internationaler Ebene[25]). In der MAK- und BAT-Werte-Liste werden krebserzeugende Stoffe und Stoffe mit anderem Wirkcharakter eingestuft (z. B. Fruchtschädigung, Erbgutveränderung, allergisierende Wirkung). Die festgelegten Werte beziehen sich nur auf den reinen Stoff, nicht auf Stoffgemische. Da in der Praxis häufig Stoffgemische vorliegen, ist die Einschätzung des Risikos schwierig. Folgende Bezeichnungen der MAK- und BAT-Werte-Liste sind wesentlich:

MAK-Werte (maximale Arbeitsplatzkonzentration): höchstzulässige Konzentration eines Stoffs (Gas, Dampf, Schwebstoff) in der Luft am Arbeitsplatz bei einer Tätigkeit von 8 Stunden am Tag bzw. 40 Stunden pro Woche (8-h-Mittelwert, kurzzeitige Überschreitung ist geregelt). Von großer allgemeiner Bedeutung sind MAK-Werte, die sich auf krebserzeugende Stoffe beziehen (MAK III 1 bis MAK III 5); diese MAK-Werte haben Grenzwertcharakter und werden toxikologisch-arbeitsmedizinisch begründet, obwohl aus prinzipiellen Gründen für krebserzeugende und erbgutverändernde Stoffe keine Grenzwerte angegeben werden können, u. a. wegen der fehlenden Dosis-Wirkungsbeziehung bei solchen Stoffen. Zu einigen Stoffen werden aus genannten Gründen jedoch keine MAK-Werte definiert, hier wird Bezug auf weniger restriktive TRK-Werte genommen (siehe unten). Beispiele für die Einteilung von MAK-Werten zu krebserzeugenden Stoffen sind:

- MAK III 1 (Stoffe, die beim Menschen Krebs erzeugen oder nennenswerten Beitrag zum Krebsrisiko leisten, Epidemiologie),
- MAK III 2 (Stoffe, die als krebserzeugend anzusehen sind, Tierversuch, Epidemiologie),
- MAK III 3 (Stoffe mit möglicher krebserzeugender Wirkung, aber unzureichende Informationen, in-vitro- und Tierversuche).

TRK-Werte (Technische Richtkonzentrationen): TRK-Werte beziehen sich auf Konzentrationen eines Gefahrstoffs (Gas, Rauch, Dampf, Schwebstoff) in der Luft am Arbeitsplatz, der als Anhaltswert für besondere Schutzmaßnahmen zur Minimierung einer Krebserkrankung dient. TRK-Werte haben somit nicht den strengen Charakter und beziehen sich auf den Umstand, dass für viele Stoffe aktuell keine arbeitsmedizinisch-toxikologische Begründung möglich ist (hauptsächlich krebserzeugende und erbgutverändernde Stoffe).

BAT-Werte (biologische Arbeitsstofftoleranzwerte): BAT-Werte bezeichnen die beim Menschen höchstzulässige Quantität eines Arbeitsstoffs, seiner Metaboliten oder durch den Stoff ausgelöste Abweichung eines biologischen Indikators von seiner Norm, die nach dem aktuellen wissenschaftlichen Stand i. a. die Gesundheit der Beschäftigten nicht beeinträchtigt. BAT-Werte berücksichtigen somit die Erkenntnis, dass Noxen und ihre Metobolite im Körper (Blut, Urin, Haare) zu messen sind, um eine angemessenere Risikoabschätzung zu erhalten.

Krebserkrankungen im Baubereich betreffen insbesondere chemische Noxen (siehe auch 6.1.2.): [2, 11, 21] u. a. einige Fasermaterialien (z. B. Asbest), aromatische Amine, PAK (polyzyklische aromatische Kohlenwasserstoffe), Benzol, CKW (chlorierte Kohlenwasserstoffe), einige Schwermetalle, Eichen- und Buchenholzstaub. Typische Krebserkrankungen, die dem Bauen zugeordnet werden, sind Bronchialkarzinome bzw. Mesotheliome von Bauch- und Brustfell (u. a. Asbest, PAK), Adenokarzinome in den oberen Atemwegen (Eichen- und Buchenholzstäube), Leukämien (u. a. Benzol). Eine Dunkelziffer von bösartigen Tumorerkrankungen muss befürchtet werden, bei denen Noxen aus dem Bausektor eine Bedeutung haben könnten (z. B. Lösemittel). Neben den Noxen, die unmittelbar aus dem Baubereich stammen, sind individuelle Krebsrisiken zu beachten (insbesondere Alkohol- und Tabakkonsum).

6.3.4 Sonstige Wirkprinzipien von Noxen

Weitere wichtige Wirkprinzipien von Noxen sind erbgutschädigende (mutagene) Effekte auf Keimzellen, Störungen der Fertilität, Schäden während der Schwangerschaft (werdende und stillende Mütter, Foetusschäden), Beteiligung an unspezifischen Störungen (z. B. Allgemeinbeschwerden wie Kopfschmerzen, Übelkeit) bzw. multifaktoriell bedingte Beschwerden (z. B. Sick Building Syndrom SBS).

6.3.5 Erkrankungen

Die Effekte von Noxen auf den Menschen sind Erkrankungen, die unter verschiedenem Blickwinkel betrachtet werden können. Akute Erkrankungen auf Baustellen sind häufig mechanischen (z. B. Absturz, Verletzungen) bzw. chemischen (z. B. Gefahrstoffe) Noxen zuzuordnen. Häufig sind allergische Reaktionen und direkt traumatisierende Ereignisse (z. B. Absturz, Verletzung). [2, 11, 19, 21] Chronische Erkrankungen auf Baustellen sind ebenfalls häufig durch mechanische und chemische Noxen bedingt, z. B. Dauerschäden des Bewegungsapparats, bösartige Tumorerkrankungen. Häufig sind chronische Erkrankungen multifaktoriell bedingt, die Erkrankungssymptome treten oft erst nach einer Latenzzeit auf.

Folgende Erkrankungen sind aufgrund von Baustellentätigkeiten typisch:

- Atemwegserkrankungen (Infektionen, Allergien, Irritationen, Zerstörung von Gewebe, Tumoren), folgende bautypische Erkrankungen sind hervorzuheben: Allergieerkrankungen (u. a. Schnupfen, Asthma bronchiale) durch verschiedene Noxen (6.3.1), Irritationen bzw. akute Gewebeschäden (6.3.2, u. a. diverse Gefahrstoffe), Tumoren (u. a. Bronchialcarcinome, Mesotheliome; aufgrund von bestimmten Fasermaterialien, PAKs, Eichen- und Buchenholzstäuben), Lungenfibrosen (bindegewebige Vernarbungen; u. a. aufgrund von Quarzstaub (Silikose), Asbest (Asbestose)),
- Hauterkrankungen (u. a. Allergien, Infektionen, Irritationen, Tumoren), folgende bautypische Erkrankungen sind hervorzuheben: Kontaktekzem (Chromatallergie, Zementprodukte), Verletzungen, Irritationen (u. a. Gefahrstoffe), Tumoren (u. a. Teerprodukte, Sonnenlicht), Schleimhauterkrankungen (u. a. Allergien, Infektionen, Irritationen),
- Erkrankungen des Bewegungsapparats (u. a. Arthrose, Schädigung der Wirbelsäule und des Bandapparats): zumeist mechanische Noxen (6.1.4),
- Nervensystem (u. a. Störungen von Gedächtnis und Koordination): chronische Erkrankungen im Vordergrund des Interesses (z. B. Schwermetalle, Lösemittel, Pestizide; problematische Risikoabschätzung).

Einzelne Risiken bzw. Risiko- und Erkrankungsgruppen sind in den einschlägigen Vorschriften zur SiGe-Koordination angeführt (z. B. BaustellenV Anhang II und [2 - 9, 11, 15]).

6.3.6 Individuelle Faktoren (z. B. Vorerkrankungen)

Wesentlich in der Beurteilung von Erkrankungsrisiken auf Baustellen sind individuelle Faktoren. Hierzu gehören insbesondere Vor- und Begleiterkrankungen, die das Risiko aufgrund baubedingter Noxen erhöhen (z. B. Erkrankungen aufgrund von Alkohol- und Tabakkonsum, Grunderkrankungen wie Diabetes mellitus). Wesentlich ist auch die individuelle Konstitution und Disposition (z. B. bei Allergieerkrankungen).

6.3.7 Folgen und Risiken für andere biotische und abiotische Systeme

Auf andere Systeme als den menschlichen Organismus können Maßnahmen im Sinne des SiGe-Plans sowohl positive als auch negative Auswirkungen haben. Risiken liegen in der Ausgangssituation begründet: u. a. Kontaminationen, Gefährdungspotentiale. Dies sind Risiken, die nicht nur die Sicherheit und Gesundheit von Menschen bedrohen, sondern auch biotische Systeme (Flora, Fauna, Mikroflora) und abiotische Systeme (z. B. Bauschuttlagerung im Boden). Risiken können sich aus anthropogenen Maßnahmen ergeben, die ggf. auch im Rahmen von Baustellentätigkeiten auftreten: u. a. Eingriffe in Ökosysteme (z. B. Grundwassersystem).[26] Bauliche Maßnahmen können sowohl positive (z. B. Maßnahmen des Grundwasserschutzes) als auch negative (z. B. wassergefährdende Stoffe im Grundwasser) Folgen haben.

6.4 Präventive Maßnahmen/Übersicht

Im Folgenden sollen einige Grundprinzipien aufgelistet werden. Weitere Ausführungen und Einzelheiten finden sich in Kapitel 6.1.1 bis 6.1.4 sowie in weiterführenden bzw. praxisbezogenen Informationen und Normen.[2 - 9, 11, 15, 21]

1. Sowohl technische Maßnahmen als auch organisatorische und persönliche Präventionsmaßnahmen stehen zum Schutz von Sicherheit und Gesundheit auf Baustellen zur Verfügung. [2 - 9, 21] Technische Schutzmaßnahmen sollten Vorrang haben, wobei der aktuelle Stand der Technik berücksichtigt werden sollte (auch bezüglich des Arbeitsschutzes).
2. Wichtige Grundprinzipien der Präventionsmedizin sollten beachtet werden: u. a. Anpassung der Arbeit an den Menschen (Ergonomie), Prävention in allen Bereichen (auch außerhalb der Baustelle, z. B. privater Bereich), Maßnahmen der Dispositionsprophylaxe (u. a. gesunde Lebensführung, wie Meiden von Genussgiften wie Alkohol und Tabak, ausgewogene Ernährung, Bewegung, medizinische Vorsorgemaßnahmen), Maßnahmen der Expositionsprophylaxe (siehe oben 1.).
3. Beachtung präventiver Grundprinzipien im Rahmen der SiGe-Koordination, u. a.:
   - Analyse aller Situationen des Bauablaufs in Planungs- und Ausführungsphase (z. B. Suche nach Unfallgefahren und potentiellen Erkrankungsrisiken), u. a. in der Vorplanung, der Entwurfs- und Werkplanung, im Rahmen architektonischer, technischer und organisatorischer Planung;
   - Planung der Gefahrenverhütung und des Arbeitsschutzes bereits ab der Vorbereitungsphase (Prävention);
   - Koordinierung und Beteiligung aller am Bau Beteiligten, u. a. von Interessen, Kenntnissen und technischer Ausrüstung, Beachtung von Wechselwirkungen;

- Koordination und Einteilung von bautypischen Tätigkeiten und Verhältnissen (siehe auch Tabelle 6.1), u. a. beim Einrichten einer Baustelle bezüglich sicherheitstechnischer Einrichtungen und Wartungseinrichtungen;
- zeitliche Abläufe von Präventionsmaßnahmen beachten (u. a. Vorlaufzeit einer Koordination);
- Definition der Position und des Leistungsbilds von Beteiligten (u. a. Meldepflichten, Weisungsbefugnis, Qualifikation).

4. Alle Maßnahmen der Prävention erfordern eine Qualitätssicherung und entsprechende Überwachungs- bzw. Wartungsmaßnahmen, u. a.:
   - Sicherung eines Mindeststandards des Know-hows und der technischen Ausrüstung;
   - Wartung von technischer Ausrüstung;
   - Überwachung von Beschäftigten und SiGeKo-Beteiligten (u. a. Ausbildungs- und Kenntnisstand, technische Ausrüstung wie Schutzausrüstung, Tätigkeiten);
   - Überwachung von organisatorischen Abläufen (u. a. Maßnahmen und Vorgänge im Rahmen der SiGe-Koordination, Vermeiden von Konzeptions-, Organisations- und Verhaltensmängeln bereits in der Vorbereitungs- und Planungsphase);
   - Überwachung von Rechtsvorschriften (u. a. Arbeitsschutzbehörden, Berufsgenossenschaften, Verpflichtung zur Einhaltung von Mindestvorschriften);
   - Qualitätssicherung durch Monitoring (z. B. Messungen von unbelebten Proben wie aus Wasser, Boden, Luft, Personenmonitoring), Qualitätskontrolle der Messungen (z. B. Eichungen, Ringversuche).

7 Honorarempfehlungen

Dr.-Ing. Wolfgang Paul

7.1 Allgemeines

In der HOAI ist die Tätigkeit des SiGe-Koordinators (noch) nicht berücksichtigt. Es stellt sich deshalb immer wieder die Frage, welches Honorar zu vereinbaren ist. Die Praxis weist zur Zeit eine breite Spanne auf. Im Extremfall wird die neue Tätigkeit nicht gesondert vergütet. Sie ist damit im ansonsten vereinbarten Architektenhonorar enthalten. Bei Generalunter- oder Generalübernehmerangeboten ist diese zusätzliche Leistung in sein Pauschalangebot miteinzubeziehen. Oft werden in den aufgeführten Fällen wegen dem Konkurrenzdruck keine Kosten angesetzt. Andererseits stellt man fest, dass die Honorare in Einzelfällen sehr großzügig bemessen sind. Ob die Tätigkeit in der SiGe-Koordination tatsächlich so lukrativ ist, wie sich manche erhoffen, wird sich noch herausstellen. Sinnvoll scheint es jedoch, analog zur HOAI die Bauvorhaben in Zonen einzuteilen, damit die Tätigkeit für die unterschiedlichen Baustellen verursachungsgerecht vergütet werden kann. Zu berücksichtigen ist, dass immer ein gewisser Fixkostenanteil anfällt. Somit ist die prozentuale Vergütung bei kleinen Bauvorhaben höher als bei großen Baumaßnahmen. Ein zweiter Weg ist die Kalkulation des voraussichtlichen Aufwands über die Leistungen, die in der Ausschreibung oder im Vertrag gefordert werden. Dieser Weg verlangt vom Anbieter, sich über den tatsächlichen Aufwand für die erforderliche Leistung schon im voraus genau Gedanken zu machen. Gleiches gilt für den Bauherrn, der die Leistung beschreiben muss. Somit wird eine verursachungsgerechte Vergütung erreicht. Der verursachungsgerechteste Weg ist sicher die Vergütung nach tatsächlich erbrachter Leistung. Dieser dritte Weg sollte dann beschritten werden, wenn beide Parteien noch Neuland betreten oder die Leistungsinhalte sowie die übergeordneten Rahmenbedingungen für die Baudurchführung noch offen sind.

Nachfolgend werden verschiedene Honorarempfehlungen angeführt. Diese sind im Einzelnen:

- die Honorarempfehlung der Architektenkammer NW (Stand: Januar 2000)
- die Honorarempfehlung des Bau-Atelier - Vereinigung der Koordinatoren für Sicherheit und Gesundheitsschutz und
- die Honorarempfehlung der Ingenieurgruppe Tepasse.

In Kapitel 7.4 werden fünf Berechnungsbeispiele durchgeführt und die Unterschiede der vorigen Tabellen miteinander verglichen. Im letzten Beispiel wird eine Kalkulation nach der voraussichtlich zu erbringenden Leistung vorgenommen.

7.2 Honorarempfehlung der Architektenkammer NW für die Tätigkeit als Sicherheits- und Gesundheitsschutzkoordinator nach der BaustellenV [1]

Die nachstehend abgedruckten Tabellen (Stand: Januar 2000, 1. Überarbeitung) gehen von einem mittleren Schwierigkeitsgrad für die SiGeKo-Tätigkeit aus. Für einen höheren Schwierigkeitsgrad ist ein Zuschlag, für einen geringeren Schwierigkeitsgrad ein Abschlag von bis zu +/- 30% möglich. Der Schwierigkeitsgrad kann sich dabei sowohl aus der Komplexität der Projektorganisation, der spezifischen Projektroutine, den Projektinhalten oder dem Gefährdungspotential des Projekts ergeben. Als anrechenbare Kosten werden hier die Kostengruppen 300 und 400 der DIN 276 „Kosten im Hochbau" (Ausgabe Juni 1993) zugrunde gelegt.

7.2.1 Planender und überwachender Architekt als SiGe-Koordinator

Anrechenbare Baukosten[1]	Planungsphase		Ausführungsphase		Summe	
	%	DM	%	DM	%	DM
500.000 DM	0,450	2.250,-	0,476	2.380,-	0,926	4.630,-
600.000 DM	0,435	2.610,-	0,460	2.760,-	0,895	5.370,-
700.000 DM	0,414	2.900,-	0,437	3.060,-	0,851	5.960,-
800.000 DM	0,396	3.170,-	0,418	3.340,-	0,814	6.510,-
900.000 DM	0,374	3.370,-	0,396	3.560,-	0,770	6.930,-
1.000.000 DM	0,356	3.560,-	0,370	3.700,-	0,726	7.260,-
2.000.000 DM	0,224	4.480,-	0,294	5.880,-	0,518	10.360,-
3.000.000 DM	0,179	5.380,-	0,235	7.060,-	0,415	12.440,-
4.000.000 DM	0,160	6.400,-	0,210	8.400,-	0,370	14.800,-
5.000.000 DM	0,133	6.640,-	0,200	10.010,-	0,333	16.650,-
6.000.000 DM	0,115	6.890,-	0,189	11.320,-	0,304	18.210,-
7.000.000 DM	0,106	7.450,-	0,175	12.240,-	0,281	19.690,-
8.000.000 DM	0,101	8.060,-	0,166	13.250,-	0,266	21.310,-
9.000.000 DM	0,095	8.570,-	0,156	14.080,-	0,252	22.650,-
10.000.000 DM	0,090	8.960,-	0,147	14.720,-	0,237	23.680,-
20.000.000 DM	0,060	12.000,-	0,125	25.000,-	0,185	37.000,-

1 Kostengruppen 300 und 400 der DIN 276, Ausgabe Juni 1993

30.000.000 DM	0,055	16.560,-	0,115	34.500,-	0,170	51.060,-
40.000.000 DM	0,050	20.160,-	0,105	42.000,-	0,155	62.160,-
50.000.000 DM	0,048	24.000,-	0,100	50.000,-	0,148	74.000,-

Tabelle 7.1 Honorarempfehlung der AK-NW für den planenden und überwachenden Architekten (Stand: Januar 2000)

Die Kosten fallen bei kleineren Projekten zu 49% in der Planungsphase und zu 51% in der Ausführungsphase an. Bei Großprojekten verändert sich das Verhältnis auf 32% zu 68%. AK-NW korrigiert in der 1. Überarbeitung ihren Ansatz, bei der in der Planungsphase noch 67% der Kosten angesetzt wurden.

7.2.2 Sonderfachmann als Koordinator

Anrechenbare Baukosten[1]	Planungsphase		Ausführungsphase		Summe	
	%	DM	%	DM	%	DM
500.000 DM	0,562	2.810,-	0,688	3.440,-	1,250	6.250,-
600.000 DM	0,545	3.270,-	0,665	3.990,-	1,210	7.260,-
700.000 DM	0,517	3.620,-	0,633	4.430,-	1,150	8.050,-
800.000 DM	0,495	3.960,-	0,605	4.840,-	1,100	8.800,-
900.000 DM	0,468	4.210,-	0,572	5.150,-	1,040	9.360,-
1.000.000 DM	0,445	4.450,-	0,535	5.350,-	0,980	9.800,-
2.000.000 DM	0,280	5.600,-	0,420	8.400,-	0,700	14.000,-
3.000.000 DM	0,224	6.720,-	0,336	10.080,-	0,560	16.800,-
4.000.000 DM	0,200	8.000,-	0,300	12.000,-	0,500	20.000,-
5.000.000 DM	0,166	8.300,-	0,284	14.210,-	0,450	22.510,-
6.000.000 DM	0,144	8.610,-	0,267	15.990,-	0,410	24.600,-
7.000.000 DM	0,133	9.310,-	0,247	17.290,-	0,380	26.600,-
8.000.000 DM	0,126	10.080,-	0,234	18.720,-	0,360	28.800,-
9.000.000 DM	0,119	10.710,-	0,221	19.890,-	0,340	30.600,-
10.000.000 DM	0,112	11.200,-	0,208	20.800,-	0,320	32.000,-

[1] Kostengruppen 300 und 400 der DIN 276, Ausgabe Juni 1993

20.000.000 DM	0,075	15.000,-	0,175	35.000,-	0,250	50.000,-
30.000.000 DM	0,069	20.700,-	0,161	48.300,-	0,230	69.000,-
40.000.000 DM	0,063	25.200,-	0,147	58.800,-	0,210	84.000,-
50.000.000 DM	0,060	30.000,-	0,140	70.000,-	0,200	100.000,-

Tabelle 7.2 Honorarempfehlung der AK-NW für einen Sonderfachmann (Stand: Januar 2000)

Die Kosten für die SiGe-Koordination mit einem Sonderfachmann fallen bei kleineren Projekten zu 45% in der Planungsphase und zu 55% in der Ausführungsphase an. Bei größeren Projekten ändert sich das Verhältnis zu 30%/70%.

Die Honorartafel berücksichtigt, dass die Tätigkeit als SiGe-Koordinator durch einen Architekten, der mit der Planung und der Objektüberwachung beauftragt ist, im Vergleich zu einem Sonderfachmann vor allem in der Ausführungsphase günstiger übernommen werden kann, da die Einarbeitung in das betreffende Projekt entfällt und die Kommunikation mit den anderen am Bau Beteiligten bereits organisiert ist. Für die Planungsphase werden deshalb für den Architekten nur 80% der Kosten eines Sonderfachmanns angesetzt, für die Ausführungsphase reduziert sich der Ansatz auf 70%. Bei einer Gesamtbeauftragung beträgt das Honorar des Architekten 74% des Honorars eines Sonderfachmanns.

7.3 Honorarempfehlung des Bau Atelier - Vereinigung der Koordinatoren für Sicherheit und Gesundheitsschutz [2]

Die Honorarempfehlung des Bau-Ateliers orientiert sich ebenfalls an den anrechenbaren Kosten nach DIN 276. Die Honorarkosten verteilen sich zu 40% bis 46% auf die Planungs- und zu 60% bis 54% auf die Ausführungsphase. Die angegebenen Werte beziehen sich auf einen externen Koordinator für den Bereich Hochbau. Laut Bau-Atelier ist man sich bewusst, dass diese Honorarempfehlung unter Umständen unter Wettbewerbsbedingungen anzupassen wäre. Sie wird deshalb als nicht abschließend angesehen [3].

Anrechenbare Baukosten[1]	Planungsphase		Ausführungsphase		Summe	
	%	DM	%	DM	%	DM
500.000 DM	0,50	2.500,-	0,75	3.750,-	1,25	6.250,-
600.000 DM	0,49	2.940,-	0,72	4.290,-	1,21	7.230,-
700.000 DM	0,48	3.360,-	0,67	4.655,-	1,15	8.015,-
800.000 DM	0,47	3.760,-	0,63	5.000,-	1,10	8.760,-

[1] nach DIN 276

900.000 DM	0,46	4.140,-	0,58	5.175,-	1,04	9.315,-
1.000.000 DM	0,45	4.500,-	0,53	5.250,-	0,98	9.750,-
2.000.000 DM	0,42	8.500,-	0,50	10.000,-	0,92	18.500,-
3.000.000 DM	0,41	12.375,-	0,48	14.550,-	0,89	26.925,-
4.000.000 DM	0,40	16.000,-	0,47	18.400,-	0,87	34.400,-
5.000.000 DM	0,39	19.375,-	0,46	24.250,-	0,85	43.625,-
6.000.000 DM	0,37	22.500,-	0,45	27.300,-	0,82	49.800,-
7.000.000 DM	0,36	25.375,-	0,43	30.100,-	0,79	55.475,-
8.000.000 DM	0,35	28.000,-	0,41	33.200,-	0,76	61.200,-
9.000.000 DM	0,34	30.375,-	0,40	36.000,-	0,74	66.375,-
10.000.000 DM	0,32	32.500,-	0,39	39.000,-	0,71	71.500,-
15.000.000 DM	0,29	43.500,-	0,37	56.250,-	0,66	99.750,-
20.000.000 DM	0,25	51.000,-	0,35	70.000,-	0,60	121.000,-
25.000.000 DM	0,24	60.000,-	0,32	81.250,-	0,56	141.250,-
30.000.000 DM	0,22	67.500,-	0,30	90.000,-	0,52	157.500,-
40.000.000 DM	0,20	80.000,-	0,26	104.000,-	0,46	184.000,-
50.000.000 DM	0,17	87.500,-	0,25	125.000,-	0,42	212.500,-

Tabelle 7.3 Honorarempfehlung des Bau-Atelier

7.3 Honorarempfehlung der Ingenieurgruppe Tepasse [4]

Die Ingenieurgruppe Tepasse orientiert sich ebenfalls an den anrechenbaren Kosten nach DIN 276. Der Kostenanteil in der Planungsphase schwankt abhängig von den anrechenbaren Kosten zwischen 52% (500.000 DM) und 17% (50.000.000 DM). Entsprechend liegen die Anteile für die Ausführungsphase zwischen 48% (500.000 DM) und 83% (50.000.000 DM). Die aufgeführten Honorarkosten gelten bei einer durchschnittlichen Anforderung (Zone III) des eingesetzten externen Koordinators.

Tabelle 7.4 zeigt, dass in der Planungsphase mit steigenden Baukosten das prozentuale Honorar von 0,2293% auf 0,0431% sinkt. In der Ausführungsphase wird dagegen unabhängig von der Höhe der anrechenbaren Baukosten ein fester prozentualer Satz von 0,21% zugrunde gelegt. Dieser feste Satz wird von Tepasse übergeordnet damit begründet, dass die Bauzeit und die anrechenbaren Kosten direkt im Verhältnis zueinander stehen.

Anrechenbare Baukosten[1]	Planungsphase		Ausführungsphase		Summe	
	%	DM	%	DM	%	DM
500.000 DM	0,2293	1.147,-	0,2100	1.050,-	0,4393	2.197,-
1.000.000 DM	0,2013	2.013,-	0,2100	2.100,-	0,4113	4.113,-
2.000.000 DM	0,1733	3.465,-	0,2100	4.200,-	0,3833	7.665,-
3.000.000 DM	0,1569	4.706,-	0,2100	6.300,-	0,3669	11.006,-
4.000.000 DM	0,1452	5.810,-	0,2100	8.400,-	0,3552	14.210,-
5.000.000 DM	0,1362	6.811,-	0,2100	10.500,-	0,3462	17.311,-
6.000.000 DM	0,1288	7.731,-	0,2100	12.600,-	0,3388	20.331,-
7.000.000 DM	0,1226	8.583,-	0,2100	14.700,-	0,3326	23.283,-
8.000.000 DM	0,1172	9.377,-	0,2100	16.800,-	0,3272	26.177,-
9.000.000 DM	0,1124	10.120,-	0,2100	18.900,-	0,3224	29.020,-
10.000.000 DM	0,1082	10.818,-	0,2100	21.000,-	0,3182	31.818,-
15.000.000 DM	0,0918	13.768,-	0,2100	31.500,-	0,3018	45.268,-
20.000.000 DM	0,0802	16.031,-	0,2100	42.000,-	0,2902	58.031,-
25.000.000 DM	0,0711	17.782,-	0,2100	52.500,-	0,2811	70.282,-
30.000.000 DM	0,0638	19.127,-	0,2100	63.000,-	0,2738	82.127,-
40.000.000 DM	0,0521	20.849,-	0,2100	84.000,-	0,2621	104.849,-
50.000.000 DM	0,0431	21.549,-	0,2100	105.000,-	0,2531	126.549,-

Tabelle 7.4 Honorarempfehlung der Ingenieurgruppe Tepasse

7.4 Berechnungsbeispiele

Beispiel 1: Beauftragung der Planungs- und Ausführungsphase

Der Berechnung liegt ein Bauvorhaben mit 4,0 Mio DM Baukosten (anrechenbare Kosten 60%) und 8 Monaten Bauzeit zugrunde. Das Honorar wird für den Einsatz eines externen Koordinators bei einem mittleren Schwierigkeitsgrad ermittelt. Zwischenwerte bei den Honorarsätzen werden linear interpoliert. Im Folgenden werden drei Varianten berechnet. Nebenkosten müssen zusätzlich vereinbart werden.

[1] nach DIN 276

Variante 1: (Honorarempfehlung des Bau-Ateliers)

Planungsphase: 0,416% von 2.400.000,- = 9.984,-
Ausführungsphase: 0,492% von 2.400.000,- = 11.808,-

Gesamtkosten: **21.792,- DM**
Anteil an den anrechenbaren Kosten: 0,416% + 0,492% = **0,908 %**

Variante 2: (Honorarempfehlung der Architektenkammer NW)

Planungsphase: 0,258% von 2.400.000,- = 6.192,-
Ausführungsphase: 0,386% von 2.400.000,- = 6.264,-

Gesamtkosten: **15.456,- DM**
Anteil an den anrechenbaren Kosten: 0,258% + 0,386% = **0,644 %**

Variante 3: (Honorarempfehlung der Ingenieurgruppe Tepasse)

Planungsphase: 0,167% von 2.400.000,- = 4.001,-
Ausführungsphase: 0,210% von 2.400.000,- = 5.040,-

Gesamtkosten: **9.041,- DM**
Anteil an den anrechenbaren Kosten: 0,167% + 0,210 = **0,377 %**

Die Gegenüberstellung der drei Varianten (ohne Nebenkosten) zeigt folgende Tabelle:

	Honorarsatz	Gesamthonorar
Variante 1 (Bau-Atelier)	0,908 %	21.792,- DM
Variante 2 (AK NW)	0,644 %	15.456,- DM
Variante 3 (Tepasse)	0,377 %	9.041,- DM

Tabelle 7.5 SiGeKo-Honorare (ohne Nebenkosten) für ein Bauvorhaben mit 2,4 Mio. DM anrechenbaren Kosten

Beispiel 2: Beauftragung der Planungsphase

In Beispiel 2 werden vier Bauvorhaben mit anrechenbaren Kosten nach DIN 276 von 500 TDM, 5 Mio. DM, 10 Mio. DM und 50 Mio. DM betrachtet. Wie in Beispiel 1 werden für das jeweilige Bauvorhaben 3 Varianten berechnet und in Bild 7.1 grafisch dargestellt. Grundlage für den Honoraransatz ist der Einsatz eines externen Koordinators bei einem mittleren Schwierigkeitsgrad für alle vier Bauvorhaben. Es ergibt sich folgendes Bild:

		Planungsphase	
		%	DM
Bauvorhaben 1: 500.000 DM anrechenbare Kosten			
	Variante 1 (Bau-Atelier)	0,5	2.500,-
	Variante 2 (AK NW)	0,562	2.810,-
	Variante 3 (Tepasse)	0,2293	1.147,-
Bauvorhaben 2: 5.000.000 DM anrechenbare Kosten			
	Variante 1 (Bau-Atelier)	0,39	19.375,-
	Variante 2 (AK NW)	0,166	8.300,-
	Variante 3 (Tepasse)	0,1362	6.811,-
Bauvorhaben 3: 10.000.000 DM anrechenbare Kosten			
	Variante 1 (Bau-Atelier)	0,32	32.500,-
	Variante 2 (AK NW)	0,112	11.200,-
	Variante 3 (Tepasse)	0,1082	10.818,-
Bauvorhaben 4: 50.000.000 DM anrechenbare Kosten			
	Variante 1 (Bau-Atelier)	0,17	87.500,-
	Variante 2 (AK NW)	0,06	30.000,-
	Variante 3 (Tepasse)	0,0431	21.549,-

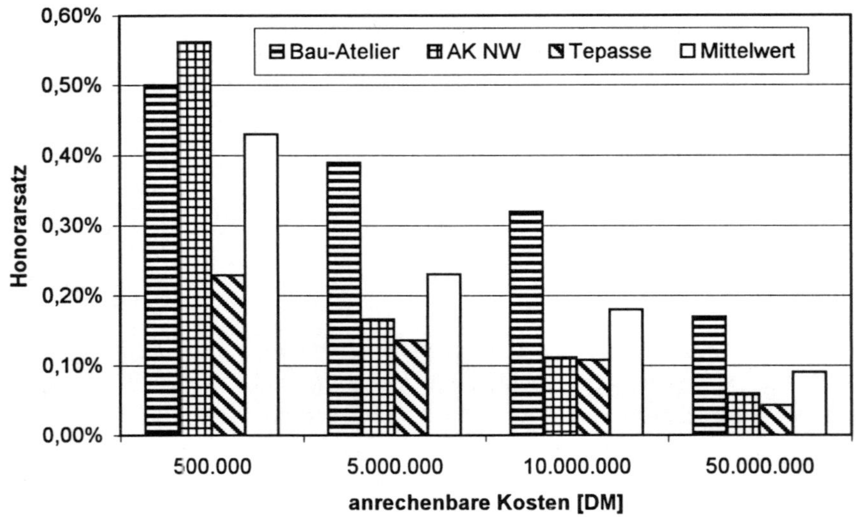

Bild 7.1 Prozentuale Honorarvergleiche für die Planungsphase

Beispiel 3: Beauftragung der Ausführungsphase

In Beispiel 3 werden wie zuvor in der Planungsphase für die Ausführungsphase die vier Bauvorhaben mit den anrechenbaren Kosten von 500 TDM, 5 Mio. DM, 10 Mio. DM und 50 Mio. DM betrachtet. Grundlage für den Honorarsatz ist wiederum der Einsatz eines externen Koordinators bei mittlerem Schwierigkeitsgrad für alle Bauvorhaben. Die drei Varianten zeigen in der Ausführungsphase noch größere prozentuale Unterschiede. Insbesondere bei kleineren Bauvorhaben liegt Tepasse sehr niedrig, während er bei Großbauvorhaben ab ca. 10 Mio. DM die Werte der AK-NW übertrifft. Bild 7.2 stellt die drei Varianten gegenüber und gibt einen Mittelwert zu diesen Varianten an. Für die angeführten Bauvorhaben ergeben sich folgende Honorare:

		Ausführungsphase	
		%	DM
Bauvorhaben 1: 500.000 DM anrechenbare Kosten			
	Variante 1 (Bau-Atelier)	0,75	3.750,-
	Variante 2 (AK NW)	0,688	3.440,-
	Variante 3 (Tepasse)	0,21	1.050,-
Bauvorhaben 2: 5.000.000 DM anrechenbare Kosten			
	Variante 1 (Bau-Atelier)	0,46	24.250,-
	Variante 2 (AK NW)	0,284	14.210,-
	Variante 3 (Tepasse)	0,21	10.500,-
Bauvorhaben 3: 10.000.000 DM anrechenbare Kosten			
	Variante 1 (Bau-Atelier)	0,39	39.000,-
	Variante 2 (AK NW)	0,208	17.400,-
	Variante 3 (Tepasse)	0,21	20.800,-
Bauvorhaben 4: 50.000.000 DM anrechenbare Kosten			
	Variante 1 (Bau-Atelier)	0,25	125.000,-
	Variante 2 (AK NW)	0,140	70.000,-
	Variante 3 (Tepasse)	0,21	105.000,-

Werden für die Tätigkeit des SiGeKo 150,- DM/h angesetzt, so dürfen in der Planungsphase (siehe Beispiel 2) bei Bauvorhaben 1 (500.000 DM anrechenbare Kosten) je nach Variante höchstens neun bis siebzehn Stunden für die Tätigkeit verbraucht werden. Für die Ausführungshase ergeben sich je nach Variante sieben bis fünfundzwanzig Stunden. Dieses zur Verfügung stehende Stundenbudget sollten sich Bauherr wie SiGeKo bewusst machen.

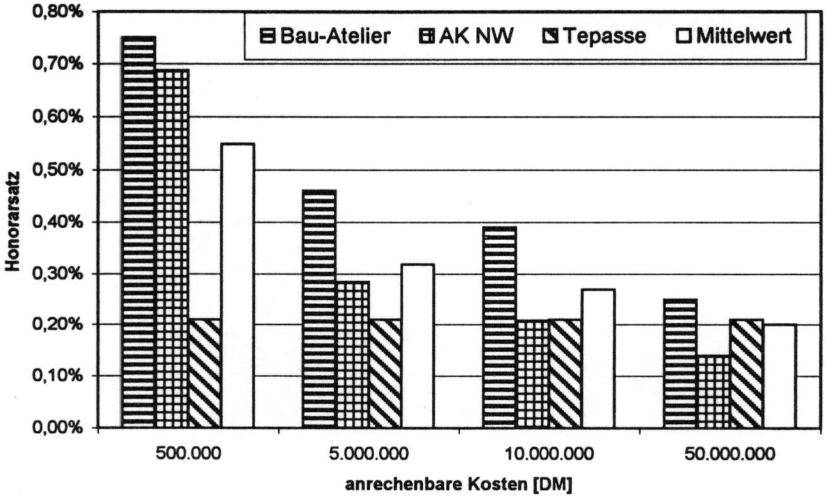

Bild 7.2 Prozentuale Honorarvergleiche für die Ausführungsphase

Beispiel 4: Beauftragung der Planungs- und Ausführungsphase

In Beispiel 4 werden nun die Beispiele 2 und 3 gekoppelt und das Gesamtergebnis in Bild 7.3 dargestellt.

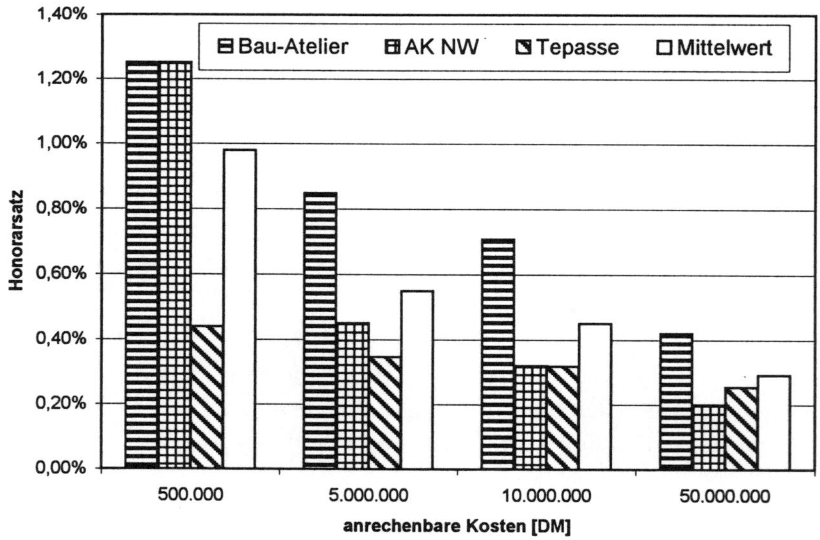

Bild 7.3 Prozentuale Honorarvergleiche für die Planungs- und Ausführungsphase

Beispiel 5: Planungs- und Ausführungsphase - Berechnung über Aufwand

In Beispiel 5 wird ein Bauvorhaben mit 6 Mio. DM Herstellkosten betrachtet, für das die SiGe-Koordination in der Planungs- und Ausführungsphase zu leisten ist. Als anrechenbare Kosten werden 65%, also 3,9 Mio. DM angenommen. Die Bauzeit wird mit 15 Monaten angesetzt, die Baustelle ist 25 km vom Firmensitz entfernt. Die Koordinationskosten für die Ausführungsphase werden hier nicht pauschal aus Tabellen abgeleitet, sondern auftragsbezogen über den voraussichtlichen Aufwand abgeschätzt. Das Honorar für die Planungsphase wird dann pauschal mit 40% der Ausführungsphase angesetzt. Selbstverständlich kann der Aufwand in der Planungsphase genauso abgeschätzt werden[1], wie dies nachfolgend für die Ausführungsphase gezeigt wird.

Ausführungsphase - Termin vor Ort

Anwesenheit auf der Baustelle	2,5 h		
Anfahrt/Rückfahrt	1,0 h		
Dokumentation	0,5 h		
Zwischensumme	4,0h	à 100DM/h	= 400,00 DM
Kilometergeld	50 km	à 0,80 DM/km	= 40,00 DM
Zwischensumme			= 440,00 DM
Nebenkosten	5 %	von 440,-	= 22,00 DM
Wagnis und Gewinn	3 %	von 440,-	= 13,20 DM
Summe			= 475,20 DM

Verteilung der Baustellentermine über die Bauzeit:

2 Termine pro Woche:	3 Monate	⇨ 24 Termine
1 Termin pro Woche:	12 Monate	⇨ 48 Termine
		72 Termine

Kosten in der Ausführungsphase: 72 x 475,20 DM = 34.214,- DM
⇨ 0,88 % von 3.900.000,- DM

Kosten in der Planungsphase: 40% von 34.214,- DM = 13.686,- DM
⇨ 0,35 % von 3.900.000,- DM

Gesamtkosten: 34.214,- + 13.686,00= **47.900,00 DM**, ⇨ 0,35 % + 0,88 % = **1,23 %**

Die Vereinbarung eines Stundenhonorars, wie es die Architektenkammer NW empfiehlt, wird sich nicht durchsetzen. Das Honorar hängt jedoch in höchstem Maße von den vereinbarten vertraglichen Leistungen ab. Änderungen der vereinbarten Leistung können dann nachvollziehbar geregelt werden. Deshalb ist die in Beispiel 5 gezeigte Form der Honorarberechnung ein gangbarer Weg, um für beide Seiten ein befriedigendes Ergebnis zu erreichen. Voraussetzung ist jedoch, dass der Bauherr die Leistungsinhalte hinreichend genau beschreiben kann.

---

[1] siehe hierzu auch Musil in „Sicher Bauen in Europa", 1999, S. 31

8 Texte der BaustellV und des BauKG

8.1 Die deutsche Baustellenverordnung

Verordnung über Sicherheit und Gesundheitsschutz auf Baustellen (Baustellenverordnung - BaustellV)

Vom 10. Juni 1998

Auf Grund des § 19 des Arbeitsschutzgesetzes vom 7. August 1996 (BGBl. 1 S. 1246) verordnet die Bundesregierung:

§ 1 - Ziele; Begriffe

(1) Diese Verordnung dient der wesentlichen Verbesserung von Sicherheit und Gesundheitsschutz der Beschäftigten auf Baustellen.

(2) Die Verordnung gilt nicht für Tätigkeiten und Einrichtungen im Sinne des § 2 des Bundesberggesetzes.

(3) Baustelle im Sinne dieser Verordnung ist der Ort, an dem ein Bauvorhaben ausgeführt wird. Ein Bauvorhaben ist das Vorhaben, eine oder mehrere bauliche Anlagen zu errichten, zu ändern oder abzubrechen.

§ 2 - Planung der Ausführung des Bauvorhabens

(1) Bei der Planung der Ausführung eines Bauvorhabens, insbesondere bei der Einteilung der Arbeiten, die gleichzeitig oder nacheinander durchgeführt werden, und bei der Bemessung der Ausführungszeiten für diese Arbeiten, sind die allgemeinen Grundsätze nach § 4 des Arbeitsschutzgesetzes zu berücksichtigen.

(2) Für jede Baustelle, bei der

1. die voraussichtliche Dauer der Arbeiten mehr als 30 Arbeitstage beträgt und auf der mehr als 20 Beschäftigte gleichzeitig tätig werden, oder
2. der Umfang der Arbeiten voraussichtlich 500 Personentage überschreitet,

ist der zuständigen Behörde spätestens zwei Wochen vor Einrichtung der Baustelle eine Vorankündigung zu übermitteln, die mindestens die Angaben nach Anhang I enthält. Die Vorankündigung ist sichtbar auf der Baustelle auszuhängen und bei erheblichen Änderungen anzupassen.

(3) Ist für eine Baustelle, auf der Beschäftigte mehrerer Arbeitgeber tätig werden, eine Vorankündigung zu übermitteln, oder werden auf einer Baustelle, auf der Beschäftigte mehrerer Arbeitgeber tätig werden, besonders gefährliche Arbeiten nach Anhang II ausgeführt, so ist dafür zu sorgen, daß vor Einrichtung der Baustelle ein Sicherheits- und Gesundheitsschutzplan erstellt wird. Der Plan muß die für die betreffende Baustelle anzuwendenden Arbeitsschutzbestimmungen erkennen lassen und besondere Maßnahmen für die besonders gefährlichen Arbeiten nach Anhang II enthalten. Erforderlichenfalls sind bei Erstellung des Planes betriebliche Tätigkeiten auf dem Gelände zu berücksichtigen.

§ 3 - Koordinierung

(1) Für Baustellen, auf denen Beschäftigte mehrerer Arbeitgeber tätig werden, sind ein oder mehrere geeignete Koordinatoren zu bestellen. Der Bauherr oder der von ihm nach § 4 beauftragte Dritte kann die Aufgaben des Koordinators selbst wahrnehmen.

(2) Während der Planung der Ausführung des Bauvorhabens hat der Koordinator

1. die in § 2 Abs. 1 vorgesehenen Maßnahmen zu koordinieren,
2. den Sicherheits- und Gesundheitsschutzplan auszuarbeiten oder ausarbeiten zu lassen und
3. eine Unterlage mit den erforderlichen, bei möglichen späteren Arbeiten an der baulichen Anlage zu berücksichtigenden Angaben zu Sicherheit und Gesundheitsschutz zusammenzustellen.

(3) Während der Ausführung des Bauvorhabens hat der Koordinator

1. die Anwendung der allgemeinen Grundsätze nach § 4 des Arbeitsschutzgesetzes zu koordinieren,
2. darauf zu achten, daß die Arbeitgeber und die Unternehmer ohne Beschäftigte ihre Pflichten nach dieser Verordnung erfüllen,
3. den Sicherheits- und Gesundheitsschutzplan bei erheblichen Änderungen in der Ausführung des Bauvorhabens anzupassen oder anpassen zu lassen,
4. die Zusammenarbeit der Arbeitgeber zu organisieren und
5. die Überwachung der ordnungsgemäßen Anwendung der Arbeitsverfahren durch die Arbeitgeber zu koordinieren.

§ 4 - Beauftragung

Die Maßnahmen nach § 2 und § 3 Abs. 1 Satz 1 hat der Bauherr zu treffen, es sei denn, er beauftragt einen Dritten, diese Maßnahmen in eigener Verantwortung zu treffen.

§ 5 - Pflichten der Arbeitgeber

(1) Die Arbeitgeber haben bei der Ausführung der Arbeiten die erforderlichen Maßnahmen des Arbeitsschutzes insbesondere in bezug auf die

1. Instandhaltung der Arbeitsmittel,
2. Vorkehrungen zur Lagerung und Entsorgung der Arbeitsstoffe und Abfälle, insbesondere der Gefahrstoffe,
3. Anpassung der Ausführungszeiten für die Arbeiten unter Berücksichtigung der Gegebenheiten auf der Baustelle,

4. Zusammenarbeit zwischen Arbeitgebern und Unternehmern ohne Beschäftigte,
5. Wechselwirkungen zwischen den Arbeiten auf der Baustelle und anderen betrieblichen Tätigkeiten auf dem Gelände, auf dem oder in dessen Nähe die erstgenannten Arbeiten ausgeführt werden,

zu treffen sowie die Hinweise des Koordinators und den Sicherheits- und Gesundheitsschutzplan zu berücksichtigen.

(2) Die Arbeitgeber haben die Beschäftigten in verständlicher Form und Sprache über die sie betreffenden Schutzmaßnahmen zu informieren.

(3) Die Verantwortlichkeit der Arbeitgeber für die Erfüllung ihrer Arbeitsschutzpflichten wird durch die Maßnahmen nach den §§ 2 und 3 nicht berührt.

§ 6 - Pflichten sonstiger Personen

Zur Gewährleistung von Sicherheit und Gesundheitsschutz der Beschäftigten haben auch die auf einer Baustelle tätigen Unternehmer ohne Beschäftigte die bei den Arbeiten anzuwendenden Arbeitsschutzvorschriften einzuhalten. Sie haben die Hinweise des Koordinators sowie den Sicherheits- und Gesundheitsschutzplan zu berücksichtigen. Die Sätze 1 und 2 gelten auch für Arbeitgeber, die selbst auf der Baustelle tätig sind.

§ 7 - Ordnungswidrigkeiten und Strafvorschriften

(1) Ordnungswidrig im Sinne des § 25 Abs. 1 Nr. 1 des Arbeitsschutzgesetzes handelt, wer vorsätzlich oder fahrlässig

1. entgegen § 2 Abs. 2 Satz 1 in Verbindung mit § 4 der zuständigen Behörde eine Vorankündigung nicht, nicht richtig, nicht vollständig oder nicht rechtzeitig übermittelt oder,
2. entgegen § 2 Abs. 3 Satz 1 in Verbindung mit § 4 nicht dafür sorgt, daß vor Einrichtung der Baustelle ein Sicherheits- und Gesundheitsschutzplan erstellt wird.

(2) Wer durch eine im Absatz 1 bezeichnete vorsätzliche Handlung Leben oder Gesundheit eines Beschäftigten gefährdet, ist nach § 26 Nr. 2 des Arbeitsschutzgesetzes strafbar.

§ 8 - Inkrafttreten

(1) Diese Verordnung tritt am ersten Tage des auf die Verkündung folgenden Kalendermonats in Kraft.

(2) Für Bauvorhaben, mit deren Ausführung bereits vor dem 1. Juli 1998 begonnen worden ist, bleiben die bisherigen Vorschriften maßgebend.

Der Bundesrat hat zugestimmt.
Bonn, den 10. Juni 1998

Der Bundeskanzler	Der Bundesminister für Arbeit und Sozialordnung
Dr. Helmut Kohl	Dr. Norbert Blüm

Anhang I

1. Ort der Baustelle,
2. Name und Anschrift des Bauherrn,
3. Art des Bauvorhabens,
4. Name und Anschrift des anstelle des Bauherrn verantwortlichen Dritten,
5. Name und Anschrift des Koordinators,
6. voraussichtlicher Beginn und voraussichtliche Dauer der Arbeiten,
7. voraussichtliche Höchstzahl der Beschäftigten auf der Baustelle,
8. Zahl der Arbeitgeber und Unternehmer ohne Beschäftigte, die voraussichtlich auf der Baustelle tätig werden,
9. Angabe der bereits ausgewählten Arbeitgeber und Unternehmer ohne Beschäftigte.

Anhang II

Besonders gefährliche Arbeiten im Sinne des § 2 Abs. 3 sind:

1. Arbeiten, bei denen die Beschäftigten der Gefahr des Versinkens, des Verschüttetwerdens in Baugruben oder in Gräben mit einer Tiefe von mehr als 5 m oder des Absturzes aus einer Höhe von mehr als 7 m ausgesetzt sind,
2. Arbeiten, bei denen die Beschäftigten explosionsgefährlichen, hochentzündlichen, krebserzeugenden (Kategorie 1 oder 2), erbgutverändernden, fortpflanzungsgefährdenden oder sehr giftigen Stoffen und Zubereitungen im Sinne der Gefahrstoffverordnung oder biologischen Arbeitsstoffen der Risikogruppen 3 und 4 im Sinne der Richtlinie 90/679/ EWG des Rates vom 26. November 1990 über den Schutz der Arbeitnehmer gegen Gefährdung durch biologische Arbeitsstoffe bei der Arbeit (ABl. EG Nr. L 374 S. 1) ausgesetzt sind,
3. Arbeiten mit ionisierenden Strahlungen, die die Festlegung von Kontroll- oder Überwachungsbereichen im Sinne der Strahlenschutz- sowie im Sinne der Röntgenverordnung erfordern,
4. Arbeiten in einem geringeren Abstand als 5 m von Hochspannungsleitungen,
5. Arbeiten, bei denen die unmittelbare Gefahr des Ertrinkens besteht,
6. Brunnenbau, unterirdische Erdarbeiten und Tunnelbau,
7. Arbeiten mit Tauchgeräten,
8. Arbeiten in Druckluft,
9. Arbeiten, bei denen Sprengstoff oder Sprengschnüre eingesetzt werden,
10. Aufbau oder Abbau von Massivbauelementen mit mehr als 10 t Einzelgewicht.

8.2 Das österreichische Bauarbeitenkoordinationsgesetz

Bundesgesetz über die Koordination bei Bauarbeiten (Bauarbeitenkoordinationsgesetz - BauKG)

§1 - Geltungsbereich

(1) Dieses Bundesgesetz soll Sicherheit und Gesundheitsschutz der Arbeitnehmer auf Baustellen durch die Koordinierung bei der Vorbereitung und Durchführung von Bauarbeiten gewährleisten.

(2) Dieses Bundesgesetz gilt für alle Baustellen, auf denen Arbeitnehmer beschäftigt werden.

(3) Dieses Bundesgesetz gilt nicht für die Beschäftigung von

1. Arbeitnehmern der Länder, Gemeinden und Gemeindeverbände, die nicht in Betrieben beschäftigt sind;
2. Arbeitnehmern des Bundes in Dienststellen, auf die das Bundesbediensteten-Schutzgesetz, BGBl. Nr. 164/1977, anzuwenden ist;
3. Arbeitnehmern in land- und forstwirtschaftlichen Betrieben im Sinne des Landarbeitsgesetzes 1984, BGBl. Nr. 287.

(4) Dieses Bundesgesetz gilt nicht für Bohr- und Förderarbeiten in mineralgewinnenden Betrieben, die dem Mineralrohstoffgesetz, BGBl. I Nr. 38/1999, unterliegen.

(5) Dieses Bundesgesetz gilt unbeschadet der im Bundesgesetz über Sicherheit und Gesundheitsschutz bei der Arbeit (ArbeitnehmerInnenschutzgesetz - ASchG), BGBl. Nr. 450/1994, geregelten Verpflichtungen der Arbeitgeber, für Sicherheit und Gesundheitsschutz der Arbeitnehmer bei der Arbeit zu sorgen.

§ 2 - Begriffsbestimmungen

(1) Bauherr im Sinne dieses Bundesgesetzes ist eine natürliche oder juristische Person, in deren Auftrag ein Bauwerk ausgeführt wird.

(2) Projektleiter im Sinne dieses Bundesgesetzes ist eine natürliche oder juristische Person, die vom Bauherrn mit der Planung, der Ausführung oder der Überwachung der Ausführung des Bauwerks beauftragt ist.

(3) Baustellen im Sinne dieses Bundesgesetzes sind zeitlich begrenzte oder ortsveränderliche Baustellen, an denen Hoch- und Tiefbauarbeiten durchgeführt werden. Dazu zählen insbesondere folgende Arbeiten:

Aushub, Erdarbeiten, Bauarbeiten im engeren Sinn, Errichtung und Abbau von Fertigbauelementen, Einrichtung oder Ausstattung, Umbau, Renovierung, Reparatur, Abbauarbeiten, Abbrucharbeiten, Wartung, Instandhaltungs-, Maler- und Reinigungsarbeiten, Sanierung.

(4) Vorbereitungsphase ist der Zeitraum vom Beginn der Planungsarbeiten bis zur Auftragsvergabe.

(5) Ausführungsphase ist der Zeitraum von der Auftragsvergabe bis zum Abschluß der Bauarbeiten.

(6) Koordinator für Sicherheit und Gesundheitsschutz für die Vorbereitungsphase im Sinne dieses Bundesgesetzes (Planungskoordinator) ist eine natürliche oder juristische Person, die vom Bauherrn oder Projektleiter mit der Durchführung der in § 4 genannten Aufgaben für die Vorbereitungsphase des Bauwerks betraut wird.

(7) Koordinator für Sicherheit und Gesundheitsschutz für die Ausführungsphase im Sinne dieses Bundesgesetzes (Baustellenkoordinator) ist eine natürliche oder juristische Person, die vom Bauherrn oder Projektleiter mit der Durchführung der in § 5 genannten Aufgaben für die Ausführungsphase des Bauwerks betraut wird.

(8) Selbständiger ist eine Person, die nicht Arbeitgeber oder Arbeitnehmer ist und die ihre berufliche Tätigkeit zur Ausführung des Bauwerks ausübt.

(9) Bei den in diesem Bundesgesetz verwendeten personenbezogenen Bezeichnungen (z. B. Arbeitnehmer, Arbeitgeber, Bauherr, Projektleiter, Koordinator) gilt die gewählte Form für beide Geschlechter.

(10) Die in diesem Bundesgesetz enthaltenen Verweise auf andere Bundesgesetze gelten als Verweise auf die jeweils geltende Fassung.

§ 3 - Bestellung von Koordinatoren für Sicherheit und Gesundheitsschutz

(1) Werden auf einer Baustelle gleichzeitig oder aufeinanderfolgend Arbeitnehmer mehrerer Arbeitgeber tätig, so hat der Bauherr einen Planungskoordinator für die Vorbereitungsphase und einen Baustellenkoordinator für die Ausführungsphase zu bestellen. Dieselbe Person kann Planungs- und Baustellenkoordinator sein.

(2) Als Koordinator darf eine natürliche oder eine juristische Person bestellt werden. Bei Bestellung einer juristischen Person zum Koordinator ist eine natürliche Person zu benennen, die die Koordinationsaufgaben für die juristische Person wahrnimmt.

(3) Als Koordinator darf nur eine Person bestellt werden, die über eine einschlägige Ausbildung und eine einschlägige Berufserfahrung verfügt. Dazu zählen insbesondere Baumeister und Personen, die ein Universitätsstudium, ein Fachhochschulstudium, eine höhere technische Lehranstalt oder eine vergleichbare Ausbildung jeweils auf dem Gebiet des Hoch- oder Tiefbaus erfolgreich abgeschlossen haben und die eine mindestens dreijährige einschlägige betriebliche Tätigkeit nachweisen können.

(4) Die Bestellung des Planungskoordinators hat zu Beginn der Planungsarbeiten zu erfolgen. Die Bestellung des Baustellenkoordinators hat spätestens bei Auftragsvergabe zu erfolgen.

(5) Ist in Katastrophenfällen, bei unaufschiebbaren oder bei kurzfristig zu erledigenden Arbeiten eine rechtzeitige Bestellung gemäß Abs. 4 nicht möglich, ist die Bestellung so rasch wie möglich, spätestens jedoch am Tag des Arbeitsbeginns nachzuholen.

(6) Die Bestellung hat schriftlich zu erfolgen. Sie ist nur wirksam, wenn ihr der Bestellte nachweislich zugestimmt hat.

§ 4 - Vorbereitung des Bauprojekts

(1) Der Bauherr hat dafür zu sorgen, daß die allgemeinen Grundsätze der Gefahrenverhütung gemäß § 7 ASchG bei Entwurf, Ausführungsplanung und Vorbereitung des Bauprojekts berücksichtigt werden, insbesondere bei der architektonischen, technischen und organisatorischen Planung, bei der Einteilung der Arbeiten, die gleichzeitig oder nacheinander durchgeführt werden, und bei der Abschätzung der voraussichtlichen Dauer für die Durchführung dieser Arbeiten.

(2) Der Planungskoordinator hat

1. die Umsetzung der allgemeinen Grundsätze der Gefahrenverhütung gemäß § 7 ASchG bei Entwurf, Ausführungsplanung und Vorbereitung des Bauprojekts zu koordinieren,
2. einen Sicherheits- und Gesundheitsschutzplan gemäß § 7 auszuarbeiten oder ausarbeiten zu lassen,
3. darauf zu achten, daß der Bauherr oder der Projektleiter, wenn ein solcher eingesetzt ist, den Sicherheits- und Gesundheitsschutzplan berücksichtigt,
4. eine Unterlage für spätere Arbeiten gemäß § 8 zusammenzustellen,
5. darauf zu achten, daß der Bauherr oder der Projektleiter, wenn ein solcher eingesetzt ist, die Unterlage gemäß § 8 berücksichtigt.

§ 5 - Ausführung des Bauwerks

(1) Der Baustellenkoordinator hat zu koordinieren:

1. die Umsetzung der allgemeinen Grundsätze der Gefahrenverhütung gemäß § 7 ASchG bei der technischen und organisatorischen Planung, bei der Einteilung der Arbeiten, die gleichzeitig oder nacheinander durchgeführt werden, bei der Abschätzung der voraussichtlichen Dauer für die Durchführung dieser Arbeiten sowie bei der Durchführung der Arbeiten,
2. die Umsetzung der für die betreffende Baustelle geltenden Bestimmungen über Sicherheit und Gesundheitsschutz bei der Arbeit,
3. die Überwachung der ordnungsgemäßen Anwendung der Arbeitsverfahren.

(2) Der Baustellenkoordinator hat darauf zu achten, daß

1. die Arbeitgeber den Sicherheits- und Gesundheitsschutzplan anwenden,
2. die Arbeitgeber die allgemeinen Grundsätze der Gefahrenverhütung gemäß § 7 ASchG anwenden,
3. die auf der Baustelle tätigen Selbständigen den Sicherheits- und Gesundheitsschutzplan und die allgemeinen Grundsätze der Gefahrenverhütung gemäß § 7 ASchG anwenden, wenn dies zum Schutz der Arbeitnehmer erforderlich ist.

(3) Der Baustellenkoordinator hat

1. die Zusammenarbeit und die Koordination der Tätigkeiten zum Schutz der Arbeitnehmer und zur Verhütung von Unfällen und berufsbedingten Gesundheitsgefährdungen zwischen den Arbeitgebern zu organisieren und dabei auch auf der Baustelle tätige Selbständige einzubeziehen,
2. für die gegenseitige Information der Arbeitgeber und der auf der Baustelle tätigen Selbständigen zu sorgen,
3. den Sicherheits- und Gesundheitsschutzplan und die Unterlage unter Berücksichtigung des Fortschritts der Arbeiten und eingetretener Änderungen anzupassen oder anpassen zu lassen,
4. die erforderlichen Maßnahmen zu treffen, damit nur befugte Personen die Baustelle betreten.

(4) Stellt der Baustellenkoordinator bei Besichtigungen der Baustelle Gefahren für Sicherheit und Gesundheit der Arbeitnehmer fest, hat er unverzüglich den Bauherrn oder den Projektleiter zu informieren. Der Baustellenkoordinator hat das Recht, sich an das Arbeitsinspektorat zu wenden, wenn er der Auffassung ist, daß die getroffenen Maßnahmen und bereitgestellten Mittel nicht ausreichen, um die Sicherheit und den Gesundheitsschutz am Arbeitsplatz sicherzustellen, nachdem er erfolglos eine Beseitigung dieser Missstände verlangt hat.

§ 6 - Vorankündigung

(1) Der Bauherr hat eine Vorankündigung zu erstellen für Baustellen, bei denen voraussichtlich

1. die Dauer der Arbeiten mehr als 30 Arbeitstage beträgt und auf denen mehr als 20 Arbeitnehmer gleichzeitig beschäftigt werden, oder
2. deren Umfang 500 Personentage übersteigt.

(2) Die Vorankündigung ist spätestens zwei Wochen vor Beginn der Arbeiten an das zuständige Arbeitsinspektorat zu übermitteln. In Katastrophenfällen, bei unaufschiebbaren oder bei kurzfristig zu erledigenden Arbeiten, ist die Vorankündigung spätestens am Tag des Arbeitsbeginnes zu übermitteln.

(3) Die Vorankündigung ist sichtbar auf der Baustelle auszuhängen.

(4) Die Vorankündigung muß beinhalten:

1. das Datum der Erstellung,
2. den genauen Standort der Baustelle,

3. Name und Anschrift des Bauherrn, des Projektleiters und der Planungs- und Baustellenkoordinatoren,
4. Angaben über die Art des Bauwerks,
5. Angaben über den voraussichtlichen Beginn der Arbeiten und über deren voraussichtliche Dauer,
6. Angaben über die voraussichtliche Höchstzahl der Beschäftigten auf der Baustelle,
7. Angaben über die Zahl der dort tätigen Unternehmen und Selbständigen,
8. die Angabe der bereits beauftragten Unternehmen.

(5) Die Vorankündigung ist bei Änderungen anzupassen.

§ 7 - Sicherheits- und Gesundheitsschutzplan

(1) Der Bauherr hat dafür zu sorgen, daß vor Eröffnung der Baustelle ein Sicherheits- und Gesundheitsschutzplan erstellt wird für Baustellen, für die eine Vorankündigung gemäß § 6 erforderlich ist und für Baustellen, auf denen Arbeiten zu verrichten sind, die mit besonderen Gefahren für Sicherheit und Gesundheit der Arbeitnehmer verbunden sind.

(2) Arbeiten, die mit besonderen Gefahren für Sicherheit und Gesundheit der Arbeitnehmer verbunden sind, sind insbesondere:

1. Arbeiten, bei denen die Gefahr des Absturzes, des Verschüttetwerdens oder des Versinkens besteht, wenn diese Gefahr durch die Art der Tätigkeit, die angewandten Arbeitsverfahren oder die Umgebungsbedingungen auf der Baustelle erhöht wird, wie Arbeiten im Verkehrsbereich oder in der Nähe von Gasleitungen,
2. Arbeiten, bei denen die Arbeitnehmer gefährlichen Arbeitsstoffen ausgesetzt sind, die entweder eine besondere Gefahr für die Sicherheit und die Gesundheit der Arbeitnehmer darstellen oder für die Eignungs- und Folgeuntersuchungen gemäß der Verordnung über die Gesundheitsüberwachung am Arbeitsplatz (VGÜ), BGBl. II Nr. 27/1997, vorgeschrieben sind,
3. Arbeiten mit ionisierenden Strahlen, die die Festlegung von Kontroll- oder Überwachungsbereichen gemäß dem Strahlenschutzgesetz, BGBl. Nr. 227/1969, erfordern,
4. Arbeiten in der Nähe von Hochspannungsleitungen,
5. Arbeiten, bei denen die Gefahr des Ertrinkens besteht,
6. Brunnenbau, unterirdische Erdarbeiten und Tunnelbau,
7. Arbeiten mit Tauchgeräten,
8. Arbeiten in Druckkammern,
9. Arbeiten, bei denen Sprengstoff eingesetzt wird,
10. die Errichtung oder der Abbau von schweren Fertigbauelementen.

(3) Der Sicherheits- und Gesundheitsschutzplan muß beinhalten:

1. die für die betreffende Baustelle geltenden Bestimmungen über Sicherheit und Gesundheitsschutz bei der Arbeit, wobei betriebliche Tätigkeiten auf dem Gelände der Baustelle zu berücksichtigen sind;

2. Maßnahmen bezüglich der Arbeiten, die mit besonderen Gefahren für die Sicherheit und Gesundheit der Arbeitnehmer verbunden sind.

(4) Der Sicherheits- und Gesundheitsschutzplan ist in der Vorbereitungsphase zu erstellen.

(5) Der Sicherheits- und Gesundheitsschutzplan ist bei Fortschritt der Arbeiten oder bei eingetretenen Änderungen unverzüglich anzupassen, falls dies zum Schutz der Sicherheit und Gesundheit der Arbeitnehmer erforderlich ist. Vor der Anpassung des Sicherheits- und Gesundheitsschutzplanes sind nach Möglichkeit die Sicherheitsvertrauenspersonen der betroffenen Arbeitgeber anzuhören. Wenn Änderungen des Sicherheits- und Gesundheitsschutzplanes auf Grund von Entscheidungen oder Anordnungen des Bauherrn oder Projektleiters erfolgen, so ist dies im Plan festzuhalten.

(6) Der Sicherheits- und Gesundheitsschutzplan ist in der Vorbereitungs- und in der Ausführungsphase zu berücksichtigen.

(7) Der Bauherr hat dafür zu sorgen, daß die betroffenen Arbeitgeber, deren Präventivfachkräfte und Arbeitnehmer sowie die auf der Baustelle tätigen Selbständigen Zugang zum Sicherheits- und Gesundheitsschutzplan haben.

§ 8 - Unterlage für spätere Arbeiten

(1) Der Bauherr hat dafür zu sorgen, daß eine Unterlage für spätere Arbeiten am Bauwerk erstellt wird.

(2) Die Unterlage hat für Sicherheit und Gesundheitsschutz der Arbeitnehmer bedeutende Angaben zu enthalten, die bei späteren Arbeiten wie Nutzung, Wartung, Instandhaltung, Umbauarbeiten oder Abbruch zu berücksichtigen sind. Die Unterlage muß den Merkmalen des Bauwerks Rechnung tragen.

(3) Die Unterlage ist in der Vorbereitungsphase zu erstellen.

(4) Die Unterlage ist bei Fortschritt der Arbeiten oder bei eingetretenen Änderungen anzupassen.

(5) Die Unterlage ist in der Vorbereitungs- und in der Ausführungsphase zu berücksichtigen.

(6) Der Bauherr hat dafür zu sorgen, daß die Unterlage für die Dauer des Bestandes des Bauwerks in geeigneter Weise aufbewahrt wird.

§ 9 - Übertragung von Pflichten des Bauherrn

(1) Wenn ein Projektleiter eingesetzt ist, kann der Bauherr seine Pflichten nach § 3, § 4 Abs. 1, § 6, § 7 und § 8 dieses Bundesgesetzes dem Projektleiter mit dessen Zustimmung übertragen.

(2) Abs. 1 gilt nicht, wenn ein Betriebsangehöriger des Bauherrn als Projektleiter eingesetzt ist.

(3) Wenn ein Betriebsangehöriger des Bauherrn als Planungs- oder Baustellenkoordinator eingesetzt ist, ist anstelle des Koordinators der Bauherr für die Einhaltung der Pflichten nach § 4 Abs. 2 und § 5 dieses Bundesgesetzes verantwortlich.

(4) Wenn ein Betriebsangehöriger des Projektleiters als Planungs- oder Baustellenkoordinator eingesetzt ist, ist anstelle des Koordinators der Projektleiter für die Einhaltung der Pflichten nach § 4 Abs. 2 und § 5 dieses Bundesgesetzes verantwortlich.

§ 10 - Strafbestimmungen

Eine Verwaltungsübertretung, die mit Geldstrafe von 2 000 S bis 100 000 S, im Wiederholungsfall mit Geldstrafe von 4 000 S bis 200 000 S zu bestrafen ist, begeht, wer

1. als Bauherr die Verpflichtungen nach § 3, § 4 Abs. 1, § 6, § 7 oder § 8 dieses Bundesgesetzes verletzt,
2. als Projektleiter im Fall einer Übertragung nach § 9 Abs. 1 die Verpflichtungen gemäß § 3, § 4 Abs. 1, § 6, § 7 oder § 8 dieses Bundesgesetzes verletzt,
3. als Planungskoordinator seine Verpflichtungen nach § 4 Abs. 2 verletzt,
4. als Baustellenkoordinator die Verpflichtungen nach § 5 verletzt,
5. als Bauherr im Fall des § 9 Abs. 3 nicht dafür sorgt, daß der Koordinator die Verpflichtungen nach § 4 Abs. 2 und § 5 erfüllt,
6. als Projektleiter im Fall des § 9 Abs. 4 nicht dafür sorgt, daß der Koordinator die Verpflichtungen nach § 4 Abs. 2 und § 5 erfüllt.

§ 11 - Inkrafttreten

(1) Dieses Bundesgesetz tritt mit 1. Juli 1999 in Kraft.

(2) Dieses Bundesgesetz ist auf Bauvorhaben im Sinne des § 6, die am 1. Juli 1999 bereits in der Ausführungsphase sind, ab 1. Juli 2000 anzuwenden. Auf sonstige Bauvorhaben, die am 1. Juli 1999 bereits in der Ausführungsphase sind, ist dieses Bundesgesetz nicht anzuwenden.

§ 12 - Vollziehung

(1) Für die Überwachung der Einhaltung dieses Bundesgesetzes ist zuständig:

1. die Verkehrs-Arbeitsinspektion, soweit es sich um Betriebe oder Tätigkeiten handelt, die dem Bundesgesetz über die Verkehrs-Arbeitsinspektion (VAIG 1994), BGBl. Nr. 650/1994, unterliegen,
2. im übrigen die Arbeitsinspektion.

(2) Das Bundesgesetz über die Arbeitsinspektion (Arbeitsinspektionsgesetz 1993 - ArbIG), BGBl. Nr. 27, und das VAIG 1994 sind anzuwenden. Dies gilt mit der Maßgabe, daß die Aufgaben und Befugnisse, die der Arbeitsinspektion und der Verkehrs-Arbeitsinspektion nach dem ArbIG und dem VAIG 1994 gegenüber Arbeitgebern obliegen, auch gegenüber Bauherren, Projektleitern und Koordinatoren für Sicherheit und Gesundheitsschutz gelten und daß die im ArbIG und im VAIG 1994 für Arbeitgeber vorgesehenen Pflichten auch für Bauherren, Projektleiter und Koordinatoren für Sicherheit und Gesundheitsschutz gelten.

(3) Mit der Vollziehung dieses Bundesgesetzes ist betraut:

1. soweit es sich um Betriebe oder Tätigkeiten handelt, die dem Bundesgesetz über die Verkehrs-Arbeitsinspektion unterliegen, der Bundesminister für Wissenschaft und Verkehr,
2. im übrigen der Bundesminister für Arbeit, Gesundheit und Soziales.

9 Vertragsmuster für die Planungs- und Ausführungsphase

Bau - Berufsgenossenschaft Bayern und Sachsen

9.1 Vertragsmuster für die Planungsphase

Vertrag

zwischen

....

nachfolgend: Bauherr

und

....

nachfolgend: Koordinator

§ 1 - Vertragsgegenstand

Herr/Frau .... wird ab .... als

Sicherheits- und Gesundheitsschutzkoordinator gemäß Baustellenverordnung für die Planungsphase beim Bauvorhaben

....

bestellt.

§ 2 - Leistungen des Koordinators für die Planungsphase

Der Bauherr überträgt dem Sicherheits- und Gesundheitsschutzkoordinator folgende Leistungen:

Koordinieren der Belange der Arbeitssicherheit und des Gesundheitsschutzes im Auftrag des Bauherrn zwischen allen bei der

- architektonischen Planung (Entwurfsverfasser)
- technischen Planung (Sonderfachleute)
- organisatorischen Planung (z.B. bei der Bauzeitplanung und beim Aufstellen der Baustellenordnung)

Beteiligten, insbesondere durch

- Analyse der Vorplanung, Entwurfsplanung und Werkplanung auf Sicherheitsrisiken und Gesundheitsschutzaspekte, dabei Aufzeigen von Lösungsmöglichkeiten
- Ausarbeiten des Sicherheits- und Gesundheitsschutzplans auf der Grundlage der vorgenommenen Analyse
- Anpassen des Sicherheits- und Gesundheitsschutzplans im Zuge des Planungsprozesses
- Feststellen von Wechselwirkungen zu betrieblichen Tätigkeiten und Mitwirken bei der Ausarbeitung der Baustellenordnung
- Mitwirken bei sicherheitstechnischen Vorüberlegungen zur Baustelleneinrichtung und Hinwirken auf die Berücksichtigung zugehöriger Maßnahmen
- Hinwirken auf das Festlegen von Meldepflichten an den Koordinator in den Vertragsunterlagen
- Beraten hinsichtlich der Terminplanung bei der Feststellung angemessener Ausführungszeiträume für Maßnahmen im Rahmen der Arbeitssicherheit und des Gesundheitsschutzes
- Hinwirken auf die Aufnahme des Sicherheits- und Gesundheitsschutzplans und anderer sicherheitsrelevanter Elemente in die Planungs- und Ausschreibungsunterlagen
- Mitwirken bei der Prüfung von Angeboten im Zusammenhang mit den Belangen der Arbeitssicherheit und des Gesundheitsschutzes
- Beraten bei der Planung bleibender sicherheitstechnischer Wartungseinrichtungen
- Zusammenstellen der Unterlage mit den Merkmalen des Bauwerks für eine sichere Durchführung von Instandhaltungsarbeiten
- Gegebenenfalls Einweisung des Koordinators für die Ausführungsphase einschließlich Übergabe aller vorliegenden Papiere.

§ 3 - Stellung und Weisungsbefugnisse

Dem Koordinator gegenüber ist nur der Bauherr weisungsbefugt. Der Koordinator hat gegenüber allen sonstigen an der Planung Beteiligten beratende Funktion.

§ 4 - Pflichten des Bauherrn

Der Bauherr hat dafür zu sorgen, dass die Vorschläge des Koordinators von anderen Planungsbeteiligten berücksichtigt werden.

§ 5 - Vergütung

Die Vergütung einschließlich Zahlungsplan ist fallbezogen zu regeln.

§ 6 - Haftung

Der Koordinator haftet für Vorsatz und grobe Fahrlässigkeit unbeschränkt nach den gesetzlichen Vorschriften. In allen anderen Fällen beschränkt sich seine Haftung - gleich aus welchem Rechtsgrund - auf solche Schäden, die dem Grunde und der Höhe nach durch die hiermit vereinbarten Haftpflichtversicherungen gedeckt sind.

Die Deckungssummen der Haftpflichtversicherungen müssen mindestens betragen:

a) für Personenschäden ________________ DM
b) für sonstige Schäden ________________ DM

Im Falle seiner Inanspruchnahme kann der Koordinator verlangen, dass ihm die Beseitigung des Schadens übertragen wird. Die Haftung des Koordinators erstreckt sich nicht auf Schäden, deren Entstehung ein Dritter mitverschuldet hat, gegen dessen Beauftragung durch den Bauherrn der Koordinator begründete Bedenken geltend gemacht hatte.

§ 7 - Vertragsdauer und Kündigung

Der Vertrag wird für die Dauer der Planungsphase abgeschlossen. Er beginnt am .... und endet nach der letzten Vergabe der Bauleistungen und der Übergabe der sicherheits- und gesundheitsschutzrelevanten Unterlagen an den Koordinator für die Ausführungsphase sowie dessen Einweisung, voraussichtlich im Monat ....

Beide Parteien können den Vertrag nur aus wichtigem Grund ohne Einhaltung einer Kündigungsfrist kündigen.

Kündigt der Bauherr, so behält der Koordinator den Anspruch auf die ganze vertragliche Vergütung unter Abzug nachgewiesener ersparter Aufwendungen. Dies gilt entsprechend bei Kündigung des Koordinators aus einem Grund, den der Bauherr zu vertreten hat.

Kündigt der Bauherr aus einem Grund, den der Koordinator zu vertreten hat, so kann der Koordinator nur Vergütung für seine bis dahin vertragsgemäß erbrachten nachgewiesenen Leistungen verlangen.

Wird dem Koordinator die Erfüllung seiner Verpflichtungen infolge eines in seiner Person liegenden oder eines nicht vom Bauherrn zu vertretenden Umstands unmöglich, so kann der Koordinator nur die Vergütung seiner bis dahin vertragsgemäß erbrachten nachgewiesenen Leistungen verlangen.

Wird dem Koordinator die Erfüllung seiner Verpflichtung durch einen vom Bauherrn zu vertretenden Umstand unmöglich, so hat der Koordinator Anspruch auf die ganze vertragliche Vergütung unter Abzug nachgewiesener ersparter Aufwendungen.

§ 8 - Änderungen und Mehrfachbearbeitung

Bei Wegfall von geplanten Teilen der baulichen Anlage oder Änderungen der Planungsvorgaben bzw. Mehrfachbearbeitungen, ist auf Verlangen eine angemessene Vergütung im Einzelfall schriftlich zu vereinbaren. Für die Bemessung ist von den Grundlagen für die Vergütung nach § 5 auszugehen.

Voraussetzung für einen zusätzlichen Vergütungsanspruch ist jedoch, dass der Koordinator erforderliche Zusatzleistungen unverzüglich schriftlich gegenüber dem Bauherrn angezeigt hat.

§ 9 - Schlussbestimmungen

Änderungen, Ergänzungen oder Nebenabreden bedürfen der Schriftform.

Sofern Einzelbestimmungen dieses Vertrages unwirksam sein sollten, berühren sie nicht die Wirksamkeit der übrigen Bestimmungen. Anstelle der nichtigen Bestimmungen soll gelten, was dem gewollten Zweck im gesetzlich erlaubten Sinne am nächsten kommt.

....	....
Bauherr	Koordinator für die Planungsphase
Datum:	Datum: ....

9.2 Vertragsmuster für die Ausführungsphase

Vertrag

zwischen

....

nachfolgend: Bauherr

und

....

nachfolgend: Koordinator

§ 1 - Vertragsgegenstand

Herr/Frau .... wird ab .... als

Sicherheits- und Gesundheitsschutzkoordinator gemäß Baustellenverordnung für die Ausführungsphase beim Bauvorhaben

....

bestellt.

§ 2 - Leistungen des Koordinators für die Ausführungsphase

Der Bauherr überträgt dem Sicherheits- und Gesundheitsschutzkoordinator folgende Leistungen:

Koordinieren der Belange der Arbeitssicherheit und des Gesundheitsschutzes im Auftrag des Bauherrn zwischen allen bei

- der technischen und der organisatorischen Planung Beteiligten sowie
- den gleichzeitig auf der Baustelle tätigen Unternehmen,

insbesondere durch

- laufende Kontrolle der Einhaltung des Sicherheits- und Gesundheitsschutzplans der Baustellenordnung
- Hinwirken auf laufendes Erfassen der Firmen
- Achten auf Absicherung der Baustelle gegenüber anderen betrieblichen Tätigkeiten sowie auch gegenüber Dritten
- Mitwirken bei der Abstimmung der Baustelleneinrichtung der verschiedenen Unternehmen
- Klären sicherheitsrelevanter Belange mit allen Auftragnehmern und ihren Subunternehmern vor Beginn ihrer Arbeiten (Arbeitsverfahren, Arbeitsablauf, Nachweise, Prüfzertifikate, Lagerung und Entsorgung) und Organisieren der Zusammenarbeit der Arbeitgeber
- Anpassen des Sicherheits- und Gesundheitsschutzplans und Bekanntmachen aktualisierter Sicherheits- und Gesundheitsschutzpläne bei allen Beteiligten
- Mitwirken bei der Fortschreibung des Bauablaufplans, soweit es die Belange der Arbeitssicherheit und des Gesundheitsschutzes betrifft
- Achten auf sicherheitstechnische Einrichtungen und Schutzmaßnahmen sowie auf vertragsgemäße Ausführung der sicherheitstechnischen Leistungen aus dem Bauvertrag und Einschreiten bei Gefahrenzuständen
- Organisieren und Durchführen von Sicherheitsbegehungen und -besprechungen, dabei Achten auf sicherheitstechnische Einrichtungen und Schutzmaßnahmen sowie auf vertragsmäßige Ausführung der sicherheitstechnischen Leistungen aus dem Bauvertrag
- Fortführen und Abschließen der Unterlage mit den Merkmalen des Bauwerks für die sichere Durchführung von Instandhaltungsarbeiten.

§ 3 - Stellung und Weisungsbefugnisse

Dem Koordinator gegenüber ist nur der Bauherr weisungsbefugt. Im Rahmen der Rechte und Befugnisse des Bauherrn hat er Weisungsbefugnis in allen Belangen der Arbeitssicherheit und des Gesundheitsschutzes.
Diese Weisungsbefugnis berührt nicht die ohnehin bestehende Verantwortung der Unternehmen zur Einhaltung der einschlägigen Unfallverhütungsvorschriften bzw. der sonstigen für den Arbeitsschutz und die Unfallverhütung geltenden Gesetze, Verordnungen, Richtlinien und Durchführungsanweisungen. Die vorgenannte Weisungsbefugnis befreit die Unternehmer ebenfalls nicht von ihrer Abstimmungspflicht mit anderen Unternehmern entsprechend der Unfallverhütungsvorschrift "Allgemeine Vorschriften" (VBG 1, § 6, Abs. 2) sowie der betreffenden Landesbauordnung.

§ 4 - Pflichten des Bauherrn

Der Bauherr hat die Pflicht, für die Ausführungsphase Rahmenbedingungen für die Zusammenarbeit der am Bau Beteiligten vorzugeben und dem Koordinator die Erfüllung seiner Aufgaben nach § 2 im Rahmen seiner Weisungsbefugnis nach § 3 zu ermöglichen, gegebenenfalls durch entsprechende Bevollmächtigung.

§ 5 - Vergütung

Die Vergütung einschließlich Zahlungsplan muß fallbezogen geregelt werden.

§ 6 - Haftung

Der Koordinator haftet für Vorsatz und grobe Fahrlässigkeit unbeschränkt nach den gesetzlichen Vorschriften. In allen anderen Fällen beschränkt sich seine Haftung - gleich aus welchem Rechtsgrund - auf solche Schäden, die dem Grunde und der Höhe nach durch die hiermit vereinbarten Haftpflichtversicherungen gedeckt sind.

Die Deckungssummen der Haftpflichtversicherungen müssen mindestens betragen:

a) für Personenschäden ________________ DM
b) für sonstige Schäden ________________ DM

Im Falle seiner Inanspruchnahme kann der Koordinator verlangen, dass ihm die Beseitigung des Schadens übertragen wird. Die Haftung des Koordinators erstreckt sich nicht auf Schäden, deren Entstehung ein Dritter mitverschuldet hat, gegen dessen Beauftragung durch den Bauherrn der Koordinator begründete Bedenken geltend gemacht hatte.

§ 7 - Vertragsdauer und Kündigung

Der Vertrag wird für die Dauer der Ausführungsphase abgeschlossen. Er beginnt am .... nach der Vergabe der ersten Bauleistungen und endet voraussichtlich im Monat .... mit der Abnahme des Bauwerks.

Beide Parteien können den Vertrag nur aus wichtigem Grund ohne Einhaltung einer Kündigungsfrist kündigen.

Kündigt der Bauherr, so behält der Koordinator den Anspruch auf die ganze vertragliche Vergütung unter Abzug nachgewiesener ersparter Aufwendungen. Dies gilt entsprechend bei Kündigung des Koordinators aus einem Grund, den der Bauherr zu vertreten hat.

Kündigt der Bauherr aus einem Grund, den der Koordinator zu vertreten hat, so kann der Koordinator nur Vergütung für seine bis dahin vertragsgemäß erbrachten nachgewiesenen Leistungen verlangen.

Wird dem Koordinator die Erfüllung seiner Verpflichtungen infolge eines in seiner Person liegenden oder eines nicht vom Bauherrn zu vertretenden Umstands unmöglich, so kann der Koordinator nur die Vergütung seiner bis dahin vertragsgemäß erbrachten nachgewiesenen Leistungen verlangen.

Wird dem Koordinator die Erfüllung seiner Verpflichtungen durch einen vom Bauherrn zu vertretenden Umstand unmöglich, so hat der Koordinator Anspruch auf die ganze vertragliche Vergütung unter Abzug nachgewiesener ersparter Aufwendungen.

§ 8 - Leistungsunterbrechung

Verzögert sich die Abwicklung oder Fertigstellung der Leistungen des Koordinators um mehr als ....Monate, erhält der Koordinator seinen damit verbundenen Mehraufwand gegen Nachweis gesondert vergütet, es sei denn, der Koordinator hat die Verzögerung selbst zu vertreten.

§ 9 - Änderungen und Mehrfachbearbeitung

Bei Wegfall von geplanten Teilen der baulichen Anlage oder Änderungen der Planungsvorgaben bzw. Mehrfachbearbeitungen, ist auf Verlangen eine angemessene Vergütung im Einzelfall schriftlich zu vereinbaren. Für die Bemessung ist von den Grundlagen für die Vergütung nach § 5 auszugehen.

Voraussetzung für einen zusätzlichen Vergütungsanspruch ist jedoch, dass der Koordinator erforderliche Zusatzleistungen unverzüglich schriftlich gegenüber dem Bauherrn angezeigt hat.

§ 10 - Schlussbestimmungen

Änderungen, Ergänzungen oder Nebenabreden bedürfen der Schriftform.

Sofern Einzelbestimmungen dieses Vertrages unwirksam sein sollten, berühren sie nicht die Wirksamkeit der übrigen Bestimmungen. Anstelle der nichtigen Bestimmungen soll gelten, was dem gewollten Zweck im gesetzlich erlaubten Sinne am nächsten kommt.

....	....
Bauherr	Koordinator für die Ausführungsphase
Datum:	Datum: ....

Dieses Vertragsmuster stellt die Bau-Berufsgenossenschaft Bayern und Sachsen den Lehrgangs-Teilnehmern zur Verfügung, um diesen Informationen zu geben, welche inhaltlichen Regelungen der Vertrag über die Bestellung von Koordinatoren nach Baustellenverordnung, insbesondere für die Leistungsbeschreibung (§ 2), aufweisen muss.

Die Bau-Berufsgenossenschaft Bayern und Sachsen weist zugleich darauf hin, dass für jede Bestimmung auch eine rechtliche Prüfung erforderlich ist, ob eine Übernahme problemlos erfolgen kann.

10 Muster eines Lehrgangszertifikats

nach Vorgabe der Bau - Berufsgenossenschaft Bayern und Sachsen

Universität Stuttgart
Institut für Baubetriebslehre
Prof. Dr.-Ing. F. Berner
Ordinarius

Berufsgenossenschaften
der Bauwirtschaft

BESCHEINIGUNG

Name Teilnehmer/-in

hat vom 3. - 6.7.2000

in Böblingen

am Lehrgang für

Sicherheits- und Gesundheitsschutzkoordinatoren nach Baustellenverordnung

im Umfang von 32 Lehreinheiten erfolgreich teilgenommen, die Voraussetzungen zur Prüfungszulassung erfüllt und die Prüfung bestanden.

Lehrgangsinhalte waren insbesondere:

- Sinn und Zweck der Baustellenverordnung sowie ihre Stellung im Arbeitsschutzsystem
- Anwendungsbereich der Baustellenverordnung
- Inhaltliche Anforderungen der Baustellenverordnung
- Aufgaben und Pflichten des Koordinators in der Planungs- und Ausführungsphase
- Rechtliche Stellung des Koordinators im Verhältnis zum Bauherrn und zu den anderen am Bau Beteiligten
- Zweck und Inhalte der Vorankündigung, des Sicherheits- und Gesundheitsschutzplans und der Unterlage (mit Übungen)
- Instrumente der Koordinierung

Stuttgart, den 6.7.2000

Univ.-Prof. Dr.-Ing. F. Berner

Der Lehrgang wurde nach Grundsätzen der Berufsgenossenschaften der Bauwirtschaft am 30.3.1999 anerkannt und durchgeführt. Überprüfungen der Einhaltung dieser Grundsätze bleiben den Berufsgenossenschaften der Bauwirtschaft jederzeit vorbehalten.

Anhang Zuständige Arbeitsschutzbehörden in den Bundesländern Baden-Württemberg, Bayern, Hessen, Rheinland-Pfalz und Saarland

Zuständige Behörden für die Durchführung der Baustellenverordnung in Baden-Württemberg

- Die Staatlichen Gewerbeaufsichtsämter - Ämter für Arbeits- und Umweltschutz - und
- das Landesamt für Geologie, Rohstoffe und Bergbau (vormals Landesbergamt) für Baustellen, die der Herstellung, wesentlichen Erweiterung oder Veränderung von unterirdischen Hohlräumen dienen (z. B. Tunnelbaustellen)

Stadtkreis/Landkreis	Zuständiges Amt	Anschrift
Alb-Donau-Kreis	Tübingen	Staatliches Gewerbeaufsichtsamt Freiburg
Baden-Baden	Karlsruhe	- Amt für Arbeits- und Umweltschutz -
Biberach	Sigmaringen	Schwendistraße 12
Bodenseekreis	Sigmaringen	79102 Freiburg
Böblingen	Stuttgart	☎ (0762) 3872-0 Fax (0761)3872-100
Breisgau-Hochschwarzwald	Freiburg	
Calw	Karlsruhe	Staatliches Gewerbeaufsichtsamt Göppingen
Emmendingen	Freiburg	- Amt für Arbeits- und Umweltschutz -
Enzkreis	Karlsruhe	Willi-Bleicher-Straße 3
Esslingen	Stuttgart	73033 Göppingen
Freiburg i. B.	Freiburg	☎ (07161) 657-0 Fax (07161) 657-199
Freudenstadt	Karlsruhe	
Göppingen	Göppingen	Staatliches Gewerbeaufsichtsamt Heilbronn
Heidelberg	Mannheim	- Amt für Arbeits- und Umweltschutz -
Heidenheim	Göppingen	Rollwagstraße 16
Heilbronn-Stadt	Heilbronn	74072 Heilbronn
Heilbronn-Land	Heilbronn	☎ (07131) 64-3800 Fax (07131) 64-3840
Hohenlohekreis	Heilbronn	
Karlsruhe-Stadt	Karlsruhe	
Karlsruhe-Land	Karlsruhe	Staatliches Gewerbeaufsichtsamt Karlsruhe
Konstanz	Villingen-Schwenningen	- Amt für Arbeits- und Umweltschutz -
Lörrach	Freiburg	Hebelstraße 1 - 3
Ludwigsburg	Stuttgart	76133 Karlsruhe
Main-Tauber-Kreis	Heilbronn	☎ (0721) 926-4122 Fax (0721) 926-4682
Mannheim	Mannheim	
Neckar-Odenwald-Kreis	Mannheim	Staatliches Gewerbeaufsichtsamt Mannheim
Ortenaukreis	Freiburg	- Amt für Arbeits- und Umweltschutz -
Ostalbkreis	Göppingen	Augusta-Anlage 22 - 24
Pforzheim	Karlsruhe	68165 Mannheim
Rastatt	Karlsruhe	☎ (0621) 292-4301 Fax (0621) 292-4617
Ravensburg	Sigmaringen	
Rems-Murr-Kreis	Göppingen	
Reutlingen	Tübingen	Staatliches Gewerbeaufsichtsamt Sigmaringen
Rhein-Neckar-Kreis	Mannheim	- Amt für Arbeits- und Umweltschutz -
Rottweil	Villingen-Schwenningen	Fidelis-Graf-Straße 2
Schwäbisch Hall	Heilbronn	72488 Sigmaringen

Stadtkreis/Landkreis	Zuständiges Amt	Anschrift
Schwarzwald-Baar-Kreis Sigmaringen	Villingen-Schwenningen Sigmaringen	☎ (07571) 732-500 Fax (07571) 732-505
Stuttgart Tübingen Tuttlingen Ulm Waldshut Zollernalbkreis	Stuttgart Tübingen Villingen-Schwenningen Tübingen Freiburg Tübingen	Staatliches Gewerbeaufsichtsamt Stuttgart - Amt für Arbeits- und Umweltschutz - Jägerstraße 22 70174 Stuttgart ☎ (0711) 1869-0 Fax (0711) 2263434 Staatliches Gewerbeaufsichtsamt Tübingen - Amt für Arbeits- und Umweltschutz - Bismarckstraße 96 72072 Tübingen ☎ (07071) 912-0 Fax (07071) 912-188 Staatliches Gewerbeaufsichtsamt Villingen-Schwenningen - Amt für Arbeits- und Umweltschutz - Am Hoptbühl 5 78048 VS-Villingen ☎ (07721) 914-0 Fax (07721) 914-100

Für alle Stadt- und Landkreise	Landesamt für Geologie, Rohstoffe und Bergbau - Abteilung 5, Landesbergdirektion - Urachstraße 23 79102 Freiburg ☎ (0761) 70400-0 Fax (0761) 78969

Zuständige Behörden für die Durchführung der Baustellenverordnung in Bayern

- Die Gewerbeaufsichtsämter und
- die Bergämter Nordbayern und Südbayern

Stadtkreis/Landkreis	Zuständiges Amt	Anschrift
Aichach-Friedberg	Augsburg	Gewerbeaufsichtsamt Augsburg
Altötting	München-Land	Morellstraße 30 d
Amberg-Land	Regensburg	86136 Augsburg
Amberg-Stadt	Regensburg	☎ (0821) 570902 Fax (0821) 5709500
Aschaffenburg	Würzburg	
Augsburg-Land	Augsburg	
Augsburg-Stadt	Augsburg	Gewerbeaufsichtsamt Bayreuth
Bad Kissingen	Würzburg	Hegelstraße 2
Bad Tölz-Wolfratshausen	München-Land	95447 Bayreuth
Bamberg-Land	Coburg	☎ (0921) 605-02 Fax (0921) 605-488
Bamberg-Stadt	Coburg	
Bayreuth-Land	Bayreuth	
Bayreuth-Stadt	Bayreuth	Gewerbeaufsichtsamt Coburg
Berchtesgadener Land	München-Land	Oberer Bürglaß 34 - 36
Cham	Regensburg	96450 Coburg
Coburg-Land	Coburg	☎ (09561) 7419-0 Fax (09561) 7419-99
Coburg-Stadt	Coburg	
Dachau	München-Land	
Deggendorf	Landshut	Gewerbeaufsichtsamt Landshut
Dillingen a. d. Donau	Augsburg	Neustadt 480
Dingolfing-Landau	Landshut	84028 Landshut
Donau-Ries	Augsburg	☎ (0871) 804-0 Fax (0871) 804-219
Ebersberg	München-Land	
Eichstätt	München-Land	
Erding	München-Land	Gewerbeaufsichtsamt München-Stadt
Forchheim	Coburg	Winzererstraße 9
Freising	München-Land	80797 München
Freyung-Grafenau	Landshut	☎ (089) 1261-03 Fax (089) 1261-2400
Fürstenfeldbruck	München-Land	
Garmisch-Partenkirchen	München-Land	
Günzburg	Augsburg	Gewerbeaufsichtsamt München-Land
Haßberge	Würzburg	Tegernseer Landstraße 222
Hof-Land	Bayreuth	81549 München
Hof-Stadt	Bayreuth	☎ (089) 69938-0 Fax (089) 69938-300
Ingolstadt	München-Land	
Kaufbeuren	Augsburg	
Kelheim	Landshut	Gewerbeaufsichtsamt Nürnberg
Kempten	Augsburg	Roonstraße 20
Kitzingen	Würzburg	90429 Nürnberg
Kronach	Coburg	☎ (0911) 928-0 Fax (0911) 928-2999
Kulmbach	Bayreuth	
Landsberg	München-Land	
Landshut-Land	Landshut	Gewerbeaufsichtsamt Regensburg
Landshut-Stadt	Landshut	Bertoldstraße 2, 93047 Regensburg
Lichtenfels	Coburg	Postfach 1102a42, 93015 Regensburg
Lindau (Bodensee)	Augsburg	☎ (0941) 5025-0 Fax (0941)5025-114
Main-Spessart	Würzburg	

Stadtkreis/Landkreis	Zuständiges Amt	Anschrift
Memmingen	Augsburg	Gewerbeaufsichtsamt Würzburg
Miesbach	München-Land	Ludwigstraße 33
Miltenberg	Würzburg	97070 Würzburg
Mühldorf	München-Land	☎ (0931) 3087-0 Fax (0931) 3087-305
München-Land	München-Stadt	
München-Stadt	München-Stadt	
Neuburg-Schrobenhausen	München-Land	
Neumarkt i. d. Oberpfalz	Regensburg	
Neustadt a. d. Waldnaab	Regensburg	
Neu-Ulm	Augsburg	
Oberallgäu	Augsburg	
Ostallgäu	Augsburg	
Passau-Land	Landshut	
Passau-Stadt	Landshut	
Pfaffenhofen a. d. Ilm	München-Land	
Regen	Landshut	
Regensburg-Land	Regensburg	
Regensburg-Stadt	Regensburg	
Rhön-Grabfeld	Würzburg	
Rosenheim-Land	München-Land	
Rosenheim-Stadt	München-Land	
Rottal-Inn	Landshut	
Schwandorf	Regensburg	
Schweinfurt-Land	Würzburg	
Schweinfurt-Stadt	Würzburg	
Starnberg	München-Land	
Straubing-Land	Landshut	
Straubing-Stadt	Landshut	
Tirschenreuth	Regensburg	
Traunstein	München-Land	
Unterallgäu	Augsburg	
Weiden i. d. Oberpfalz	Regensburg	
Weilheim-Schongau	München-Land	
Würzburg	Würzburg	
Wunsiedel	Bayreuth	
Für die Stadt- und Landkreise Nordbayerns		Regierung von Oberfranken - Bergamt Nordbayern - Postfach 110165 95420 Bayreuth ☎ (0921) 604-1396 Fax (0921) 604-1397
Für die Stadt- und Landkreise Südbayerns		Regierung von Oberbayern - Bergamt Südbayern - 80534 München ☎ (089) 2176-0 Fax (089) 2176-2914

Zuständige Behörden für die Durchführung der Baustellenverordnung in Hessen

- Die Staatlichen Ämter für Arbeitsschutz und Sicherheitstechnik und
- das Regierungspräsidium Gießen - Dezernat Bergwesen

Stadtkreis/Landkreis	Zuständiges Amt	Anschrift
Bergstraße	Darmstadt	Staatliches Amt für Arbeitsschutz
Darmstadt-Stadt	Darmstadt	und Sicherheitstechnik Darmstadt
Darmstadt-Dieburg	Darmstadt	Holzhofallee 17 A
Flughafen Frankfurt	Frankfurt	64295 Darmstadt
Frankfurt	Frankfurt	☎ (06151) 3896-0 Fax (06151) 3896-100
Fulda	Kassel	
Gießen	Gießen	
Groß-Gerau	Darmstadt	Staatliches Amt für Arbeitsschutz
Hersfeld-Rotenburg	Kassel	und Sicherheitstechnik Frankfurt
Höchst AG	Frankfurt	Rudolfstraße 22 - 24
Hochtaunuskreis	Wiesbaden	60327 Frankfurt am Main
Kassel-Land	Kassel	☎ (069) 27211-0 Fax (069) 27211-111
Kassel-Stadt	Kassel	
Lahn-Dill-Kreis	Gießen	
Limburg-Weilburg	Gießen	Staatliches Amt für Arbeitsschutz
Main-Kinzig-Kreis	Frankfurt	und Sicherheitstechnik Gießen
Main-Taunus-Kreis	Wiesbaden	Südanlage 17
Marburg-Biedenkopf	Gießen	35390 Gießen
Odenwaldkreis	Darmstadt	☎ (0641) 7953-0 Fax (0641) 795379
Offenbach-Land	Darmstadt	
Offenbach-Stadt	Frankfurt	
Rheingau-Taunus-Kreis	Wiesbaden	Staatliches Amt für Arbeitsschutz
Schwalm-Eder-Kreis	Kassel	und Sicherheitstechnik Kassel
Waldeck-Frankenberg	Kassel	Knorrstraße 34
Werra-Meißner-Kreis	Kassel	34121 Kassel
Wetteraukreis	Wiesbaden	☎ (0561) 2004-0 Fax (0561) 2004-145
Wiesbaden	Wiesbaden	
		Staatliches Amt für Arbeitsschutz
		und Sicherheitstechnik Wiesbaden
		Gutenbergstraße 4
		65187 Wiesbaden
		☎ (0611) 4119-0 Fax (0611) 4119-37
Für alle Stadt- und Landkreise		Regierungspräsidium Gießen Abt. Staatliches Umweltamt Wetzlar Dezernat Bergwesen Spilburg Gebäude B4/B7 Schanzenfeldstraße 10/12 35578 Wetzlar ☎ (06441) 2107-0 Fax (06441) 2107-242

Zuständige Behörden für die Durchführung der Baustellenverordnung in Rheinland-Pfalz

- Die Staatlichen Gewerbeaufsichtsämter und
- das Bergamt Rheinland-Pfalz

Stadtkreis/Landkreis	Zuständiges Amt	Anschrift
Ahrweiler	Koblenz	Staatliches Gewerbeaufsichtsamt
Altenkirchen/Westerwald	Koblenz	Idar-Oberstein
Alzey-Worms	Mainz	Hauptstraße 238
Bad Dürkheim	Neustadt	55743 Idar-Oberstein
Bad Kreuznach	Idar-Oberstein	☎ (06781) 565-0 Fax (06781) 565-150
Bernkastel-Wittlich	Trier	
Birkenfeld	Idar-Oberstein	
Bitburg-Prünn	Trier	Staatliches Gewerbeaufsichtsamt Koblenz
Cochem-Zell	Idar-Oberstein	Schloßstraße 43 - 47
Daun	Trier	56068 Koblenz
Donnersbergkreis	Idar-Oberstein	☎ (0261) 3017-0 Fax (0261)18395
Germersheim	Neustadt	
Kaiserslautern-Land	Neustadt	
Kaiserslautern-Stadt	Neustadt	Staatliches Gewerbeaufsichtsamt
Koblenz-Stadt	Koblenz	Mainz für Rheinhessen
Kusel	Idar-Oberstein	Kaiserstraße 31
Landau	Neustadt	55116 Mainz
Ludwigshafen-Land	Neustadt	☎ (06131) 96030-0 Fax (06131) 96030-99
Ludwigshafen-Stadt	Neustadt	
Mainz-Bingen	Mainz	
Mainz	Mainz	Staatliches Gewerbeaufsichtsamt für die Pfalz
Mayen-Koblenz	Koblenz	Karl-Helfferich-Str. 2, 67433 Neustadt a. d.
Neustadt a. d. W.	Neustadt	Weinstraße
Neuwied	Koblenz	Postfach 100565, 67405 Neustadt a. d. Wein-
Pirmasens-Land	Neustadt	straße
Pirmasens-Stadt	Neustadt	☎ (06321) 931-0 Fax (06321) 33398
Rhein-Hunsrück-Kreis	Idar-Oberstein	
Rhein-Lahn-Kreis	Koblenz	
Speyer	Neustadt	Staatliches Gewerbeaufsichtsamt Trier
Südliche Weinstraße	Neustadt	Ostallee 31, 54290 Trier
Trier-Saarburg	Trier	Postfach 3430, 54224 Trier
Trier-Stadt	Trier	☎ (0651) 9481-0 Fax (0651) 9481-200
Westerwald-Kreis	Koblenz	
Worms	Mainz	
Zweibrücken	Neustadt	
Für alle Stadt- und Landkreise		Bergamt Rheinland-Pfalz
		Makenbildchenweg 20, 56068 Koblenz
		Postfach 351, 56003 Koblenz
		☎ (0261) 30415-0 Fax (0261) 30415-16

Zuständige Behörden für die Durchführung der Baustellenverordnung im Saarland

- Das Gewerbeaufsichtsamt des Saarlandes und
- das Bergamt Rheinland-Pfalz

Stadtkreis/Landkreis	Zuständiges Amt	Anschrift
Merzig-Wardern Neunkirchen Saar-Pfalz-Kreis Saarbrücken Saarlouis St. Wendel		Gewerbeaufsichtsamt des Saarlandes Don-Bosco-Straße 1 66119 Saarbrücken ☎ (0681) 8500-0 Fax (0681) 8500-284
Für alle Stadt- und Landkreise		Bergamt Saarbrücken Heinrich-Böcking-Straße 13 66121 Saarbrücken ☎ (0681) 501-4850 Fax (0681) 501-4846 501-4852

Abkürzungsverzeichnis

a. a. O.	am angegebenen Ort
Abs.	Absatz
AK-NW	Architektenkammer Nordrhein-Westfalen
AN	Auftragnehmer
ArbSchG	Arbeitsschutzgesetz
Art.	Artikel
Aufl.	Auflage
BauKG	Bauarbeitenkoordinationsgesetz
BauR	Baurecht, Zeitschrift für das gesamte öffentliche und zivile Baurecht
BaustellV	Baustellenverordnung
BE	Baustelleneinrichtung
BG	Berufsgenossenschaft
BGB	Bürgerliches Gesetzbuch
BGH	Bundesgerichtshof
BImSchG	Bundesimmissionsschutzgesetz
BL	Bauleiter
bzw.	beziehungsweise
ca.	circa
CEN	Comité Européen de Normalisation
CKW	chlorierte Kohlenwasserstoffe
d. h.	das heißt
EG	Europäische Gemeinschaft
entspr.	entsprechend
etc.	et cetera
EU	Europäische Union
evtl.	eventuell
f.	folgend
FaSi	Fachkraft für Arbeitssicherheit
FCKW	Fluorchlorkohlenwasserstoffe
ff.	fortfolgend
ggf.	gegebenenfalls
GL	Grundleistung
GOA	Gebührenordnung für Architekten
GU	Generalunternehmer
GÜ	Generalübernehmer
HOAI	Honorarordnung für Architekten und Ingenieure
Hs.	Hauptsatz

i. d. R.	in der Regel
i. S.	im Sinne
i. V. m.	in Verbindung mit
ISO	International Standard Organization
LBO	Landesbauordnung
MAK	maximale Arbeitsplatzkonzentration
NL	Nebenleistung
o. a.	oben angeführt
OLG	Oberlandesgericht
PAK	Polyziklische Aromatische Kohlenwasserstoffe
PCB	polychlorierte Biphenyle
Rdn.	Randnummer
RLT	Raumlufttechnik
SBS	Sick Building Syndrom
SiGeKo	Sicherheits- und Gesundheitsschutz-Koordinator
SiGe-Koordinator	Sicherheits- und Gesundheitsschutz-Koordinator
SiGe-Plan	Sicherheits- und Gesundheitsschutz-Plan
sog.	sogenannt
StGB	Strafgesetzbuch
SVOC	semivolatile organic carbons
TA	Technische Anleitung
TDM	Tausend Deutsche Mark
TRGS	Technische Regeln für Gefahrstoffe
TRK	technische Richtkonzentration
TU	Technische Universität
u. a.	unter anderem
u. U.	unter Umständen
UVV	Unfallverhütungsvorschrift(en)
vgl.	vergleiche
VOC	volatile organic carbons
VVOC	very volatile organic carbons
VwV	Verwaltungsvorschrift
z. B.	zum Beispiel
z. T.	zum Teil

Literaturverzeichnis

Kapitel 2

1. Rahmenrichtlinie: Sicherheit und Gesundheitsschutz der Arbeitnehmer bei der Arbeit (89/391/EWG)

2. Richtlinie über die auf zeitlich begrenzte oder ortsveränderliche Baustellen anzuwendenden Mindestvorschriften für die Sicherheit und den Gesundheitsschutz (92/57/EWG)

3. Gesetz zur Umsetzung der EG-Rahmenrichtlinie Arbeitsschutz und weiterer Arbeitsschutz-Richtlinien (Bundesgesetzblatt 1996 Teil I Nr. 43 S. 1246)

4. Verordnung über Sicherheit und Gesundheitsschutz auf Baustellen (Baustellenverordnung) vom 10.06.98
(Bundesgesetzblatt 1998 Teil I Nr. 35 S. 1283)

5. Erläuterung zur Verordnung über Sicherheit und Gesundheitsschutz auf Baustellen (Baustellenverordnung).
Gemeinsamer Standpunkt einer Arbeitsgruppe unter Beteiligung der Bundesanstalt für Arbeitsschutz und Arbeitsmedizin, der einschlägigen Ministerien und Behörden, der IG Bauen-Agrar-Umwelt, der Berufsgenossenschaften der Bauwirtschaft und der einschlägigen Industrie- und Berufsverbände.
Fassung: 15. Januar 1999
TIEFBAU, Heft 2/1999

6. Österreichisches Bundesgesetz: Bauarbeitenkoordinationsgesetz - BauKG
http://www.gewerbenet.at

7. Honorarordnung für Architekten und Ingenieure (HOAI)
Verlag Kohlhammer Stuttgart 1997

8. Ass. Schütz
"Arbeitsschutzanforderungen an den Bauherrn - Baustellenverordnung"
TIEFBAU, Heft 1/1999

9. Bestellung eines geeigneten Koordinators - Eine Hilfe für den Bauherrn, Bundesministerium für Arbeit und Sozialordnung, Bestell-Nr. 1999 (ml), Dezember 1999

Architektenkammer Nordrhein-Westfalen, Honorarempfehlung Baustellenverordnung, http://www.aknw.de/news/news-honorarempf.htm

ARGE der Bau-Berufsgenossenschaften/Tiefbauberufsgenossenschaften, UNTERLAGE, Leitfaden zur Erstellung von Unterlagen für spätere Arbeiten am Bauwerk, 1998

ARGE der Bau-Berufsgenossenschaften/Tiefbauberufsgenossenschaften, SIGEPLAN, Leitfaden zur Erstellung eines Sicherheits- und Gesundheitsschutz-Planes, 1998

Bindhardt/Jagenburg, Die Haftung des Architekten, 8. Aufl. 1981

von Danwitz, Zur Grundlegung einer Theorie der subjektiv-öffentlichen Gemeinschaftsrechte, DÖV 1996, 481

Ganten, Gedanken zum Deliktsrisiko des Architekten, BauR 1973, 148

Häusler, Die Baustellenrichtlinie MittBl. ARGE-BauR 4/96, 77

Kleinhenz, Die Verordnung über Sicherheit und Gesundheitsschutz auf Baustellen (Baustellenverordnung), ZfBR 1999, 179

Kollmer, Die neue Baustellenverordnung, NJW 1998, 2634

Locher, Das private Baurecht, 6. Aufl. 1996

Ministerium für Umwelt und Verkehr Baden-Württemberg, Sicherheits- und Gesundheitsschutz auf Baustellen. Erläuterungen zur Baustellenverordnung, 1999

Moog, Von Risiken und Nebenwirkungen der Baustellenverordnung (BaustellV), BauR 1999, 795

Münchener Kommentar zum BGB, Band 2, 3. Aufl. 1994, Band 5, 3. Aufl. 1997

Palandt, Bürgerliches Gesetzbuch. Kommentar, BGB.Kommentar, 59. Aufl. 2000

Quack, Die neue Baustellenrichtlinie – ein interessantes Tätigkeitsfeld für Ingenieure und Architekten oder eine Haftungsfalle?, AHO-Informationen 1/99, 31

Ress, Die richtlinienkonforme „Interpretation" innerstaatlichen Rechts, DÖV 1994, 489

Rozek/Röhl, Zur Rechtsstellung des Sicherheitskoordinators nach der Baustellenverordnung, BauR 1999, 1394

Schmalzl, Die Berufshaftpflichtversicherung des Architekten des Bauunternehmers, 1998

Schmidt, Die Baustellenverordnung – Leistungen, rechtliche Einstufung der Tätigkeit und Honorar des S+G-Koordinators, ZfBR 2000, 3

Vogel/Vogel, Anmerkung zum Urteil des OLG Frankfurt vom 05.08.1997 – 8 U 31/96 -, 152, BauR 1998, 156

Werner/Pastor, Der Bauprozeß, 9. Aufl. 1999

Weyand, Die Baustellenverordnung und ihre Auswirkungen auf den Ausschreibungsprozeß, ZVgR 1999, 92

Kapitel 6

[1] Ruppe, K. (1995): Arbeitsmedizin systematisch. UNI-MED Verlag, S. 266, Lorch.

[2] GISBAU (Gefahrstoff-Informationssystem der Berufsgenossenschaften der Bauwirtschaft) (laufende Aktualisierung): WINGIS-ABO, Gefahrstoff-Informationssystem, herausgegeben von den Berufsgenossenschaften der Bauwirtschaft, erhältlich als CD oder Disketten; Bezugsquelle: BC Verlag, Töpferstr. 14, 65191 Wiesbaden.

[3] GISBAU: Die Dachdecker CD-ROM, Sicherheit und Gesundheitsschutz, herausgegeben von den Berufsgenossenschaften der Bauwirtschaft, BC Verlag, Wiesbaden, Bezugsquelle: zuständige Bauberufsgenossenschaft.

[4] GISBAU (1999): BG-Info 99, Die Bau-BG-CD-ROM, herausgegeben von den Bau-Berufsgenossenschaften, BC Verlag, Wiesbaden.

[5] Berufsgenossenschaften (1998): Bausteine, herausgegeben von den Berufsgenossenschaften der Bauwirtschaft, Arbeitsgemeinschaft der Bau-Berufsgenossenschaften, Frankfurt a.M., Tiefbau-Berufsgenossenschaften, München.

[6] Berufsgenossenschaften der Bauwirtschaft: Merkhefte mit folgenden Titeln: Abbrucharbeiten; Arbeitssicherheit und Gesundheitsschutz; Betonerhaltungs-Bautenschutz-Isolierarbeiten, Dacharbeiten; Feuerfestarbeiten; Gebäudereinigungsarbeiten; Glaser- und Fensterbauarbeiten; Hochbauarbeiten; Innenausbau und Verputzarbeiten; Installationsarbeiten; Maler- und Lackierarbeiten; Schornsteinfegerarbeiten; Steinbearbeitung, Steinverarbeitung; Tiefbauarbeiten; Wand- und Bodenbelagarbeiten; Zimmerer- und Holzarbeiten, herausgegeben von Arbeitsgemeinschaft der Bau-Berufsgenossenschaften, Frankfurt a.M., Tiefbau-Berufsgenossenschaften, München.

[7] Prävention online: Informationsquelle im Internet, Informationen zur Prävention. Informationsquelle: Förderverein Prävention online, Töpferstr. 14, 65191 Wiesbaden, http://www.praevention-online.de.

[8] Digitale Präventionswerkzeuge: Angebote zu verschiedenen Themenbereichen (CD-ROM, Disketten), u. a.: PC-Arbeitsplatz, Gabelstapler, Fahrspartraining, Staub, Rücken, Gasleitungen, UV- Krane, Ladungssicherung, UVVen, Die BGN. herausgegeben von verschiedenen Berufsgenossenschaften, Bezugsquelle: BC Verlag, Töpferstr. 14, 65191 Wiesbaden.

[9] Bundesanstalt für Arbeitsschutz und Arbeitsmedizin: Schriftenreihe mit einigen Themen zu Sicherheit und Gesundheit auf Baustellen, u. a.: a. Arbeitsschutz in der Bauwirtschaft (Tagungsband Tb 68), b. Arbeitsschutz auf Baustellen (Tb 21), c. Psychische Belastung von Bauleitern (Fb 76), d. Technische Arbeitsschutzmaßnahmen (S 48). Wirtschaftsverlag NW, Bremerhaven.

[10] Hahn, T., Schweinsberg, F. (1996): Krank durch Wohngifte. Noxen in Innenräumen aus Sicht der Umwelthygiene. DAB 2/96, S. 251-256.

[11] Seidel, H.J., Bittighofer, P.M. (1997): Arbeits- und Betriebsmedizin. Checkliste. Thieme Verlag, Stuttgart.

[12] Ruppe, K. (1995): Arbeitsmedizin systematisch. UNI-MED Verlag, Lorch.

[13] Griefahn, B. (1996): Arbeitsmedizin. Enke Verlag, Stuttgart.

[14] Norpoth, K. (1991): Einführung in die Arbeitsmedizin. Ecomed Verlag, Landsberg.

[15] Ministerium für Umwelt und Verkehr Baden-Württemberg (1998): Gefährdungsbeurteilung nach § 5 Arbeitsschutzgesetz. Eine Arbeitshilfe.

[16] Schlegel, H.G. (1992), Allgemeine Mikrobiologie. Thieme Verlag, Stuttgart.

[17] Brandis, H., Köhler, W., Eggers, H.J., Pulverer, G. (1994): Lehrbuch der Medizinischen Mikrobiologie. G. Fischer Verlag, Stuttgart.

[18] Gundermann, K.O., Rüden, H., Sonntag, H.G. (1991): Lehrbuch der Hygiene. G. Fischer Verlag, Stuttgart.

[19] Mersch-Sundermann, V. (1999): Umweltmedizin, Thieme Verlag, Stuttgart.

[20] Leitgeb, N. (1990): Strahlen, Wellen, Felder. Thieme Verlag, Stuttgart.

[21] Rom, W.N. (1998): Environmental and occupational medicine. Little, Brown and Company, N.Y.

[22] Dupuis, H., Hartung, E. (1996): Belastungen und Beanspruchungen durch Schwingungseinwirkungen bei Bauarbeiten. In: Landau, K., Linke-Kaiser, G. (Herausg.): Aspekte der Sicherheit und Gesundheit bei Bauarbeiten, Institut für Arbeitsorganisation, Bad Urach, Bau-Berufsgenossenschaft Frankfurt a.M., S. 44-71.

[23] Hahn, T., Göttges, D., Volland, G., Schweinsberg, F. (1998): Forschungsbedarf. AIT 4-98, S. 100-108.

[24] Deutsche Forschungsgemeinschaft (DFG) (1999): MAK- und BAT-Werte-Liste. Verlag VCH, Weinheim.

[25] ACGIH (American Conference of Governmental Industrial Hygienists) (1998): TLVs and BEIs. Threshold Limit Values for Chemical Substances and Physical Agents. ACGIH, Cincinnati.

[26] Der Rat von Sachverständigen für Umweltfragen (1998): Flächendeckend wirksamer Grundwasserschutz. Sondergutachten. Metzler-Poeschel Verlag, Stuttgart.

Kapitel 7

[1] Architektenkammer Nordrhein-Westfalen, http://www.aknw.de/service/honoraravorschlag.htm, Stand: Januar 2000

[2] Der Koordinator, Ausgabe Mai 1999
Bau-Atelier-Vereinigung der Koordinatoren für Sicherheit und Gesundheitsschutz BVKSG e.V., Robert-Blum-Str. 15a, 04448 Leipzig-Wiederitzsch

[3] Der Koordinator, Ausgabe September 1999
Bau-Atelier-Vereinigung der Koordinatoren für Sicherheit und Gesundheitsschutz BVKSG e.V., Robert-Blum-Str. 15a, 04448 Leipzig-Wiederitzsch

[4] Handbuch Sicherheits- und Gesundheitsschutz-Koordination auf Baustellen, hrsg. von Rainer Tepasse, 2., neu bearb. und erweiterte Ausgabe, Berlin: Erich Schmidt, 1999

[5] Sicher Bauen in Europa - Bericht über die zweite Eurokonferenz am 21. April 1999 in Mainz, Veranstalter: Institut für Baubetrieb und Fachhochschule Mainz

Bildverzeichnis

Tabellenverzeichnis

Index

Autorenverzeichnis

Prof. Dr. Fritz Berner
Ordinarius Institut für Baubetriebslehre der Universität Stuttgart und Lehrgangsträger für die Durchführung von Lehrgängen für Sicherheits- und Gesundheitsschutzkoordinatoren nach Baustellenverordnung

Dr. Tilman Hahn
Mediziner, Wissenschaftler mit den Schwerpunkten Umwelthygiene und interdisziplinärer Umweltschutz, Universität Tübingen

Dipl.-Ing. Claude Jeutter
Sicherheits- und Gesundheitsschutzkoordinator, Müller-Altvatter GmbH & Co. KG, Stuttgart

Prof. Dr. Jürgen Knacke
Rechtsanwalt, Kasper Knacke Schäuble Wintterlin & Partner, Stuttgart

Dr. Wolfgang Paul
Sicherheits- und Gesundheitsschutzkoordinator, stellvertretender Leiter am Institut für Baubetriebslehre der Universität Stuttgart

Dipl.-Ing. Rainer Pfeiffer
Sicherheits- und Gesundheitsschutzkoordinator, Drees & Sommer AG, Stuttgart

Dr. Peter Schütz
Rechtsanwalt, Kasper Knacke Schäuble Wintterlin & Partner, Stuttgart

Prof. Dipl.-Ing. Hans-Joachim Suppelt
Lehrbeauftragter zum Thema „Arbeitssicherheit im Baubetrieb“ am Institut für Baubetriebslehre der Universität Stuttgart und Sachverständiger für Arbeitssicherheit und Gesundheitsschutz

„Erfreulicherweise gibt es nun neben den zahlreichen Architekturführern ein Buch, welches das Augenmerk auf das Kerngeschäft der Bauingenieure richtet“ (Neue Zürcher Zeitung, 7.4.2000)

„Ein dickes Buch ist entstanden: Eine Dokumentation, (fast) ein Katalog, ein Nachschlagewerk, ein Lesebuch, ein Reiseführer...Weitere Verbreitung, nicht nur unter Fachleuten, sei diesem Band gewünscht“ (Stahlbau 69, 2000, Heft 1)

„Sobald man in diesem unerwartet handlichen Taschenbuchwälzer zu blättern beginnt, ist man schon darin verstrickt – und fasziniert vom Zauber der Brücken, von der bisweilen verblüffenden Figur von Industriegebäuden, Kirchen, Gasometern, Wasser-, Aussichts- und ganz anderen Türmen“ (DIE ZEIT, März 2000)

Schlaich, Jörg
Schüller, Matthias

Ingenieurbauführer
Baden-Württemberg
Herausgegeben von der Ingenieurkammer Baden-Württemberg

1999. 740 Seiten, Format 13 x 18,5 cm, gebunden. 420 farbige Abbildungen, 230 Zeichnungen, Übersichtskarten.

DM 128,– I ÖS 934,– I SF 128,–
ISBN 3-934369-01-4

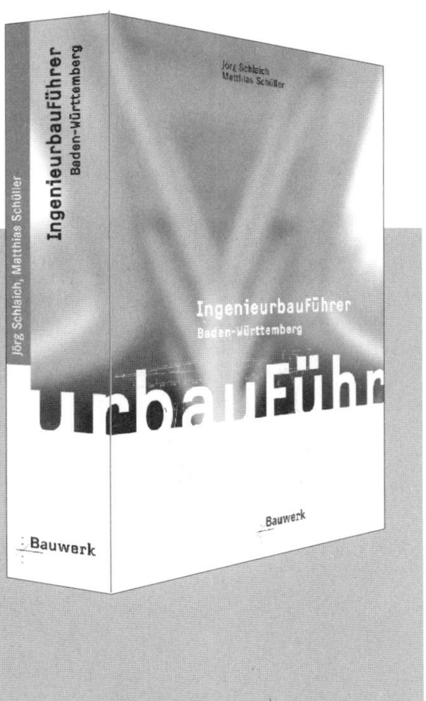

Aus dem Inhalt

Brücken
Tunnel- und Bergbau
Straßen und Bahnbau
Hallen und Dächer
Gebäude, Kirchen und Fachwerkhäuser
Türme, Masten, Windkraftanlagen und Behälter
Wasserbau, Wasserwirtschaft und Wasserversorgung
Abfall und Abwasser
Wärmekraftwerke

Dieser neue Titel schließt eine Lücke, denn die Ingenieurbauten sind bisher nirgendwo zusammenhängend beschrieben worden. Er ist das Ergebnis jahrelanger Recherchen und systematischen Forschens sowie einer mühevollen Auswahl aus der reichen Menge und Vielfalt sehenswerter Brücken, Türme und Behälter, Eisenbahnstrecken, Auto- und Wasserstraßen, Wärme- und Windkraftwerke, besonderer Tragwerke zur Bedachung von Stadien und Kirchen, u.v.m. Entstanden ist ein Buch für alle, die sich für den Ingenieurbau interessieren: informativ und anregend wie ein Reiseführer, umfassend und fundiert wie ein Nachschlagewerk, und zugleich dank seiner aufwendigen Gestaltung ein optischer Genuß und ein bibliophiles Erlebnis.

Autoren:
Prof. Dr.-Ing. Drs.h.c. Jörg Schlaich lehrt Konstruktion und Entwurf an der Universität Stuttgart. Weltweit bekannt ist er als Ingenieur von besonders interessanten und kühnen Bauwerken sowie von Konstruktionen zur Gewinnung von Solarenergie.

Dr.-Ing. Matthias Schüller ist Mitarbeiter im Büro Peter und Lochner in Stuttgart. Vorher war er als wissenschaftlicher Mitarbeiter am Lehrstuhl von Prof. Schlaich tätig.

Bauwerk
Verlag
für Architektur
Bauingenieurwesen
und Baurecht

Lausitzer Straße 26 a
D-10999 Berlin
Telefon (030) 61 28 69 04
Telefax (030) 61 28 69 05

Inhalte der beigefügten CD-ROM:

- Unfallverhütungsvorschriften, Gesetze und Verordnungen
- Richtlinien, Sicherheitsregeln, Grundsätze und Merkblätter
- Bausteine
- Informationen und Arbeitshilfen für Planung, Ausschreibung und Baumassnahmen
- SIGEPLAN und Unterlage
- Ausschreibungstexte